# 現代診療報酬の史的考察

## 進化する診療報酬

西山正徳

もくじ

# はじめに

本書は、診療報酬制度の入門書としてお読み頂ければ幸いです。我が国の診療報酬制度は複雑で分かりにくいという声をよく耳にします。担当した我々もそう思うのですから、医療関係者や一般の方々がそう思うのも無理からぬことです。

医師への保険財政からの支払いは、健康保険法が全面施行される約一年前の1926年（大正15年）11月、政府と医師会が政府管掌健康保険の診療契約を結んだことから始まります。その契約内容は、診療報酬を被保険者一人につき一定の年額を定めて、月割りで払う人頭割請負方式と呼ばれるものでした。現在のような支払方式は、審査・支払いをする組織も必要であるため、1948年（昭和23年）に社会保険診療報酬支払基金の設立を機に始められました。

診療報酬の内容については、臨時診療報酬調査会がGHQ主導で設置され、1951年（昭和26年）1月には答申が行われましたが、原価計算方式を取り入れるか入れないかで長い間結論が出ませんでした。その後の先人たちの努力によって今日の診療報酬体系があるのですが、当時からの長い歴史を本書で記述することは能力的にも、また、本書の意図とするところとも異なると考え、表題を「現代診療報酬の史的考察」としました。この「現代」という時間は明確な定義は勿論ありませんが、現在医療活動をしている医療従事者に知ってもらいたい歴史を考えれば、甲表と乙表が統一された1994年（平成6年）以降について記述することの方がよいのではないかと考えました。

我が国の診療報酬ほど複雑で精緻なものは世界中に類を見ません。それは国民皆保険制度のもと、無駄な医療費は排除していこうとする医療者や保険者間のおびただしい議論や論争、そして科学的に医療を評価しようとする研究者や行政機関の調査研究の賜物であると思います。先進諸国と比べて我が国の医療費が安くすんでいる原因の一つにこの精緻な診療報酬やそれを審査する社会保険診療報酬支払基金（支払基金）、国民健康保険団体連合会（国保連）の努力があります。米国は皆保険ではないため、加入する民営保険会社の意向が大きく反映する環境にあり、国家統一の経済評価体系は一部メディケアを除いて存在していません。ドイツやフランス、英国なども人頭払い制や予算制のために、医師への支払方式については、我が国ほどの精緻さはないし、また必要もないのだと思います。ましてや発展途上国においては病院数が少なく、健康保険制度も未発達のために診療報酬制度そのものが存在しない国がほとんどです。

また、我が国では、高度経済成長の時代に国民皆保険制度を確立したために、医療の質や医療費自己負担への関心をほとんどの国民が持っているため、国会や地方議会、行政庁あるいは医師会や健康保険組合、経済団体、患者団体等を通じて様々な意見や主張が厚生労働省や中央社会保険医療協議会（中医協）に寄せられてきます。国民誰もが最適な医療を希求すると同時に、医療過誤や医療の無駄を排除することを願っており、こうした声に対しての関係者の合意形成がその精緻化を進める動因となっていると思います。

「診療報酬は科学足り得るか?」の答えを求めて数十年が過ぎ去ろうとしています。筆者自身、診療報酬改定は平成8年を皮切りに、平成9年消費税改定、平成10年改定、平成12年改定（老人保健課長）、平成16年改定（医療課長）の合計5回経験しました。さらにその間、支払基金で、審査の立場から診療報酬というものを考えていました。診療報酬を作る側も審査する側も、そして利用する側も、「これは何でこんな点数なんだ」と首を傾げ、あるいは満足感に覆われ、また、信頼感の喪失を味わうことも少なからずありました。すべての関係者が悩み抜いたものが現在の診療報酬体系だと思います。

第1章

# 入院料の改革（日本版DRGの試行）

## 1 日本におけるＤＲＧ（急性期定額支払試行）の始まり

１９８３年（昭和58年）に米国のメディケアに初めてＤＲＧ[1]（診断群別支払方式）が導入され、世界中の医療関係者を驚かせました。この支払方式は、イエール大学のFetter教授らが医療の質向上のために開発していた診断群別の評価をＨＣＦＡ[2]（米国保健省医療保険財政管理局）が支払方式に採用したもので、これまでの米国の出来高払いシステムを根底から変えるシステムでした。

ＤＲＧは、「一入院当たり」の支払方式で、診断群分類ごとに看護料や薬剤料、検査料などが包括されているため、入院期間が短く、かつ、医療資源を使わない方が病院の収益が上がる仕組みです。ひとことで言えば「治してなんぼ」の世界ということになります。例えば、医師でも実力勝負になり、ステントを何本も使う医師より的確に1～2本で手術を成功させる医師の方が有利になり、かつ、看護師も正看・准看という資格による差よりも、准看護師の方が実力で上回っていれば准看護師を採用する、といった具合となります。ＤＲＧ導入直後には、こうした点以外にも、検査を外来で行ったり、入院治療期間の過度な短縮のために再入院が増加したり、混

---

1 DRG : Diagnosis Related Groupsの略
2 HCFA : Health Care Financing Administrationの略

乱が生じたものの、この方式は今では65歳以下の民間保険での支払いにも採用されています。

さて、このような方式が日本でも採用できないか、という考えは、日本の研究者や保険者の間でもありましたが、それが、中医協の場としては、平成８年診療報酬改定の付帯意見として初めて、「急性期定額支払方式の検討」という表現で公式に審議の俎上に上がりました。

明確にＤＲＧと表現されなかったのは、急性期医療を定額化する手法は他にもあることを想定してのことで、当時の急性期支払方式は、特定集中治療室等を除けば、入院料は、出来高払いの体系を基礎としていました。つまり、看護師数と平均在院日数によって規定されていました。したがって、診療報酬の改定のたびに、看護基準が引き上げられ、入院日数が短縮化され、「看護師の取り合い」競争の体をなしていました。このことから、病棟単位の評価以外に考えられる支払方式で現実的な方法は、「患者単位」の支払方式であろうということを念頭においた中医協の付帯意見でした。この患者単位という表現は、それだけだと１０００人いたら１０００通りの支払方式があるという意味になりますが、定額方式という条件も付与されているため、患者「群」ごと、診断「群」ごとの支払方式とした方が正確です。

その後、厚生省保険局（当時）、統計情報部、国立医療・病院管理研究所（当時）、日本医師会、病院団体、内科系学会社会保険連合（内保連）および外科系学会社会保険委員会連合（外保連）、亀田医療情報研究所（国際疾病管理研究所）等において、急性期支払方式の妥当性、実現性についての関連資料の分析、モデル疾患のＤＲＧ化の可能性、現行診療報酬の解体と統合による日本版ＤＲＧ構築の可能性などについて調査研究が開始され、同時平行的に試行調査検討委員会（座長：松田朗国立医療・病院管理研究所長（当時））が中医協で承認され、その第一回会合が１９９７年（平成９年）７月18日に開催されました（図表１）。

同日、本委員会において、①診療内容の効率化に有効か、②病院経営の合理化に役立つのか、③医療の質への影響はどの程度か、④事務の簡素合理化の観点からどのように評価できるかなどについて検討すること、具体的には①疾病分類、支払い単位、包括範囲、②定額制と粗診粗療の関係、③定額制と患者満足度および診療者満足度の関係、④定額制と病院経営の効率化との関係、⑤定額制と事務量の変化の関係などが項目として挙げられました（図表2）。

また、DRG試行調査の対象医療機関の選定基準として、

(1) 従来の総合病院程度の一定程度の診療科を標榜していること
(2) 平均在院日数は概ね30日以内であること
(3) 2・5対1以上の看護基準であること
(4) 入院時に原則として全患者に対して関係職種が共同して診療計画を策定し、患者に説明できる体制であること
(5) 退院時記録等の作成など適切な病歴管理体制がとられていること
(6) レセプトデータを電子データとして提供できる体制にあること

が決定され、これらの基準に合致する医療機関として10の国立・公的病院が選定されました（後述）。

**図表1　検討委員会メンバー表（当時）**

| | |
|---|---|
| 出月康夫 | 埼玉医科大学教授、外保連委員長 |
| 大道久 | 日本大学医学部教授 |
| 開原成允 | 国立大蔵病院長 |
| 川淵孝一 | 国立医療・病院管理研究所主任研究員 |
| 五島雄一郎 | 東海大学医学部名誉教授、内保連委員長 |
| 高木安雄 | 仙台白百合女子大教授 |
| 田中滋 | 慶応大学大学院教授 |
| 信友浩一 | 九州大学医学部教授 |
| 広井良典 | 千葉大学法経学部助教授 |
| 松田朗 | 国立医療・病院管理研究所長 |
| 武者広隆 | 国立千葉病院長 |
| 水谷哲郎 | 国立神戸病院長 |
| 速水四郎 | 岐阜社会保険病院長 |
| 内田哲哉 | 健康保険諫早総合病院長 |
| 山崎絆 | 済生会中央病院包括看護担当副院長 |

当時は、ＤＲＧと言えば米国医療の最大の問題の一つとして、医療費削減、患者切り捨ての代名詞のように取り扱われることが少なくなかった時代で、ましてや、出来高払いを有史以来基本としてきた医療関係者の理解を得るのは至難の業でした。

我が国の病院構造は、医療法で一般病床、精神病床、結核病床などと、大まかに区分されており、急性期の患者がどこに入院しているかも定かではありませんでした。また、血液疾患で入院した患者が、急性症状を呈するときもあれば、緩解しているときもあります。これは、何も血液疾患に限ったことではありません。したがって、「急性期定額」支払方式をどのように設計するのか、それが日本の医療風土に馴染むのか等、数多くの課題がありました。

## 2　診断群分類の開発

急性期医療を定額化、あるいは包括化するのには統計学的な作業を繰り返す必要があります。図表３は白内障手術（単眼）の例で、横軸が在院日数、縦軸が一

**図表２　検討が必要な事項**

| 検討事項 | |
|---|---|
| １．診断群の決定方法<br>⑴ICD9・CM<br>○傷病名と治療行為によりコーディング<br>⑵ICD10（CMは未開発）<br>○傷病名のみコーディング<br>⑶独自の分類<br>○学会等の意見を踏まえICD分類を独自に整理して作成<br><br>２．支払の群決定方法<br>⑴診断群ごとに額を設定<br>⑵診断群をさらにいくつかまとめた群で額を設定<br>⑶額の設定が可能な診断群のみに額を設定（残りは出来高）<br>⑷診断群で平均的在院日数が近似した群ごとに額を設定<br><br>３．支払額の決定方法<br>⑴実績点数による算出<br>○例えば過去6月間の実績を診断群別に集計<br>⑵医業費用による算出<br>○前年の医業費用から患者1人1日当りの額を求め、疾患ごとの在院日数に乗じて算出 | ４．包括の範囲<br>⑴すべて包括<br>○重症度、手術の有無を考慮した上ですべての診療行為を包括。<br>⑵手術料・麻酔以外を包括<br>○手術料・麻酔（材料料除く）のみ出来高で請求<br>○その他の診療（放射線治療）は診断群の細分の中で評価し額を区別する（診断群による支払いが前提）<br>⑶手術料・麻酔以外にも出来高を検討<br>○高点数の処置等について出来高を検討<br><br>５．支払いのバリエーション<br>⑴入院日数が極めて異なる場合（長い場合・短い場合とも）<br>ア．考慮しない<br>イ．考慮する（メディケアで採用）<br>①長い場合に＋α<br>②短い場合に－α<br>⑵極めて重症の場合<br>ア．考慮しない<br>イ．考慮する |

入院当たりの診療報酬額です。

これらの医療の実態を反映した定額化を行おうとすればBのラインでは多くの医療機関が損をし、Aのラインでは逆に多くの医療機関が得をすることになります。したがって、この場合Cのライン、すなわち平均ラインをもって定額化することになります。これだと全体の財政がイーブンになるのですが、バラツキが大きすぎます。これらの差は看護基準の差が最も影響を与える場合が多くあります。そこで、「白内障手術／2対1看護」のデータだけを見てみたらどうなるでしょうか？（図表4）

この手法だと看護基準の差が診療報酬額に反映されるため、それぞれのまとまりが改善されてきていることが分かります。しかし、これでもまだ医療機関による差が大きすぎます。合併症の有無などを精査し、後述するようにグルーピングの精緻化が必要になってきます。

さて、急性期を定額化する手法にはいくつかあります。病院単位、病棟・病室単位、患者または患者群単位で定額化・包括化する方法です。さらに諸外国で

**図表３　白内障手術の診療報酬**　　（著者作図）

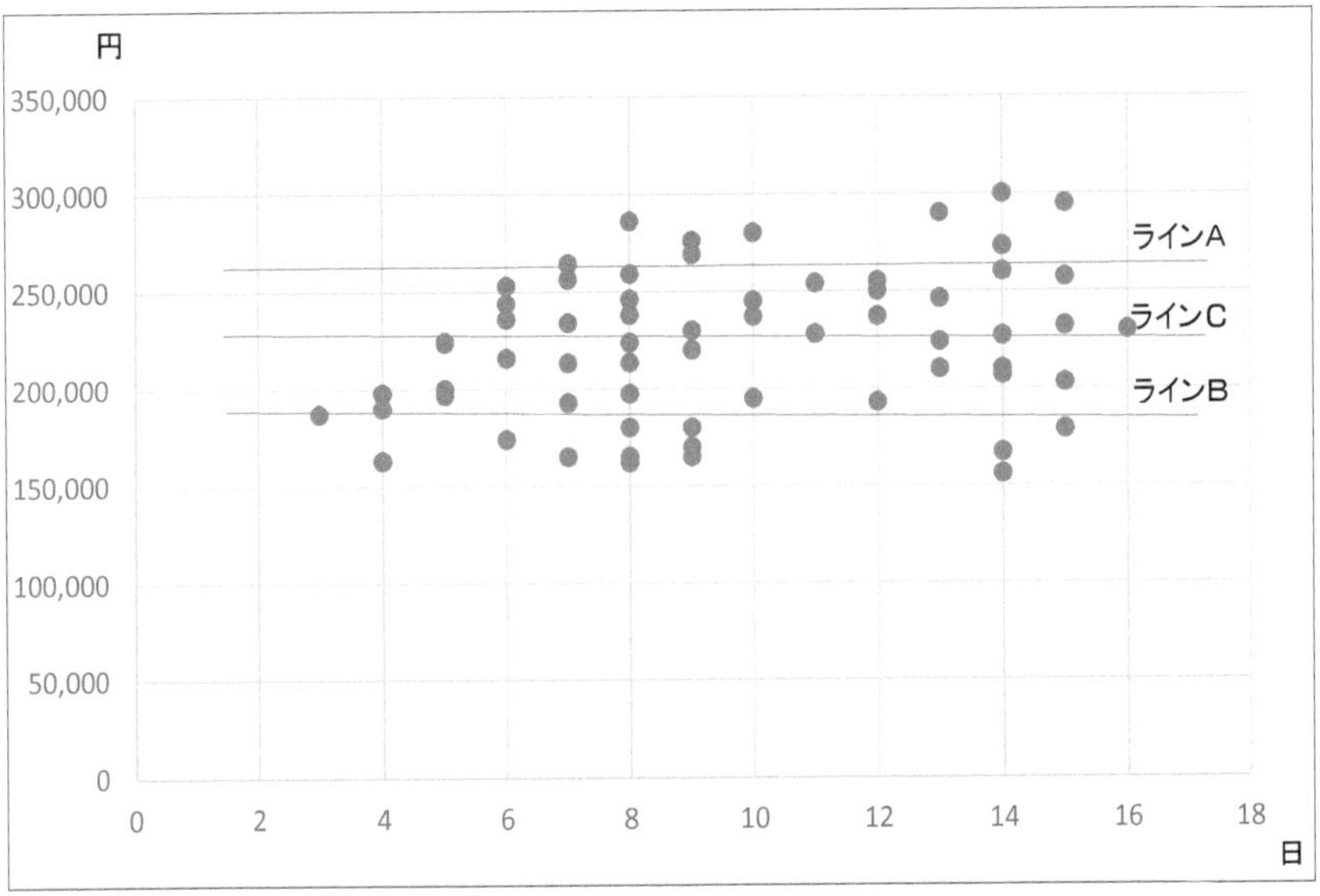

は、総額予算支払い、人頭払い（キャピテーション）などの方法も取り入れてきています（図表５）。

すでにＩＣＵなどは集中治療室単位で定額化されているものの、多くの一般病棟入院基本料は出来高支払方式を基本としており、病棟単位の支払方式です。したがって、検討の余地が残されているのは患者群単位の支払方式となりますが、この方式の検討には、まず、患者群の設定が必要不可欠です。すでに米国をはじめ欧州、韓国では、一部の報酬に米国ＨＣＦＡが採用しているＤＲＧ／ＰＰＳ[3]方式を活用しています。この方式は、患者群を５００程度の診断群に分けています。患者群と診断群との違いは、入院患者は「胸痛」とか「咳」とかを主症状として入院した場合でも、診断がつかないこともあるため、疾患群や患者群とは呼ばずに診断群としています。

我が国でもこの方式を採用したらどうかと考えるのが普通ですが、この医療的かつ統計的な作業は、日本の医療界の理解が得られなければ到底実現しません。

[3] PPS : Prospective Payment System の略

**図表４　白内障手術　２対１看護基準の場合**　（著者作図）

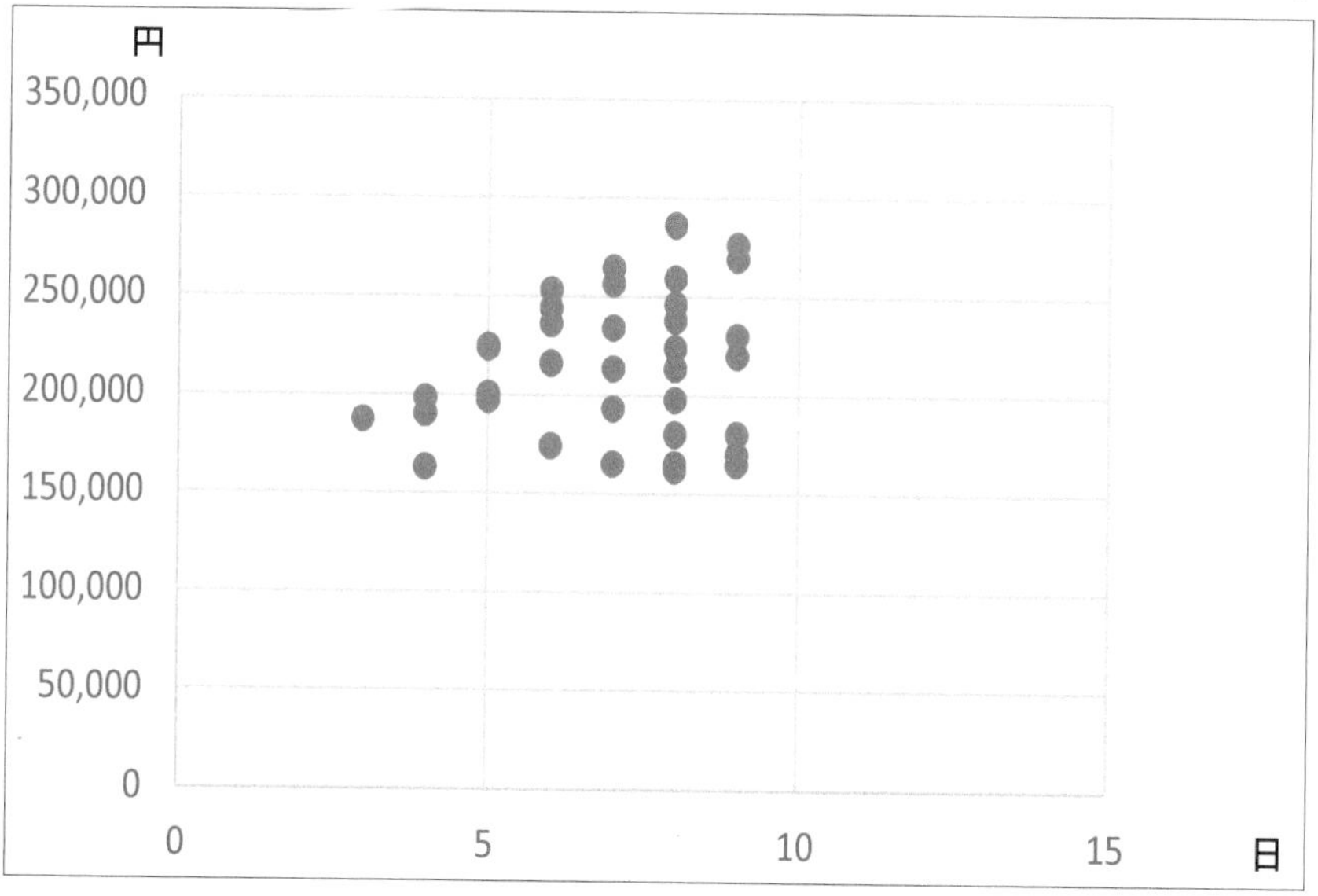

**図表５　支払単位・支払方式の比較**

| | | |
|---|---|---|
| 出来高払い | 診察、検査、投薬等個々の行為毎に価格が決められている。<br>例：初診料、内分泌学的検査、超音波検査<br>米国のRBRVS[1]など | 患者の個々の病態にあわせた治療が可能。<br>医師の裁量権が最も広い反面、過剰診療を招くおそれがある。 |
| 一日当たり定額払い | 一日当たりの医療費を定額で支払う方法。定額の手法として、検査や投薬を包括して設定している場合が多い。<br>例：救命救急入院料、精神療養病棟入院料、療養病棟入院基本料など | 高齢者の慢性疾患や精神疾患など、病状が比較的安定している場合に適応される。<br>医療費の伸びの安定化には機能するが、在院日数の短縮化へのインセンティブはない。また粗診粗療の可能性がある。 |
| エピソード当たり定額払い（DRG） | 入院から退院まで（エピソード）の医療費を一括して支払う方法。検査や投薬、医療材料などを包括している場合が多い。<br>例：米国のDRG[2]、ドイツのFallpauschalen | 早く治療し、退院させればさせるほど医療機関の収入は増加する仕組み。診断群ごとの定額制であるため、どのような群（グループ）にするかによって影響される。また、収入の高い群へ意図的に診断する行為（アップコーディング）、完治しないまま退院させるおそれがある。 |
| 総額予算支払い | 一年間の医療費総額をまとめて支払う方法。<br>例：ドイツにおける総額予算制度 | 医師の裁量権が最も働かない仕組み。しかし、医療費の安定化には大きな機能を果たす。一方、新しい技術の導入が困難となったり、予算がなくなった場合には病院閉鎖などの問題が生じる。 |
| 人頭払い（キャピテーション） | 地域などの一定住民もしくは被保険者に対して人数に応じて支払う方法。予防給付と医療給付をあわせて支払う方法も採用されてきている。<br>例：米国のマネージドケア[3] | 医療費コントロールのリスクを医師や医療機関に持たせる方法。保険者は一定の金額を支払うだけなのでリスクは負わない。一方、手抜き医療（専門医への紹介が遅れるなど）のため病状悪化の危険性が生じる。 |

1　Resource Based Relative Value Scaleの略。米国の医師診療行為価格表（出来高払い方式）のこと。

2　Diagnosis Related Groupsの略。米国イエール大学のフェッター教授らによって開発され、現在では米国、オーストラリア、韓国などで取り入れられている。

3　Managed Care。米国の民間保険で採用されている手法。保険会社が病院や医師グループと契約し、予防給付と医療給付を提供。予防サービスやプライマリケアが機能していれば医療費が安くつき契約医療機関の収入が増える仕組み。医療給付の制限やサービスの低下などが指摘されている。

特に臨床関連の医師会、医学会や内保連、外保連の意見を聞く必要がありました。意見を聞いた臨床医の多くは米国留学経験も豊富で、米国におけるＤＲＧ改革を経験してきた人も少なくありません。米国における保険会社や経営者優位のＤＲＧ導入による粗診粗療の実態をよく知っていたため、そもそもＤＲＧには反対であるが、もし試行するなら日本独自のものを構築すべきであると指摘された人もいました。多くの議論の末に、日本独自の支払方式を検討しようということになり、上記団体を中心に診断群分類研究班が形成され、各分野において診断群分類作成作業が開始されました。研究班は内科系、外科系を合わせて20以上が設置され、参加者総勢３００名におよぶ大研究グループでの活動に発展していきました。

各研究班に依頼した研究内容は、それぞれの領域において図表６にあるような主診断名および副傷病名、手技、年齢等による「臨床的」分類を作成することでした。

ここであえて「臨床的」と言ったのは、当時はまだ臨床データを収集する以前で統計的分類の構築ができ

**図表６　診断群分類の考え方**

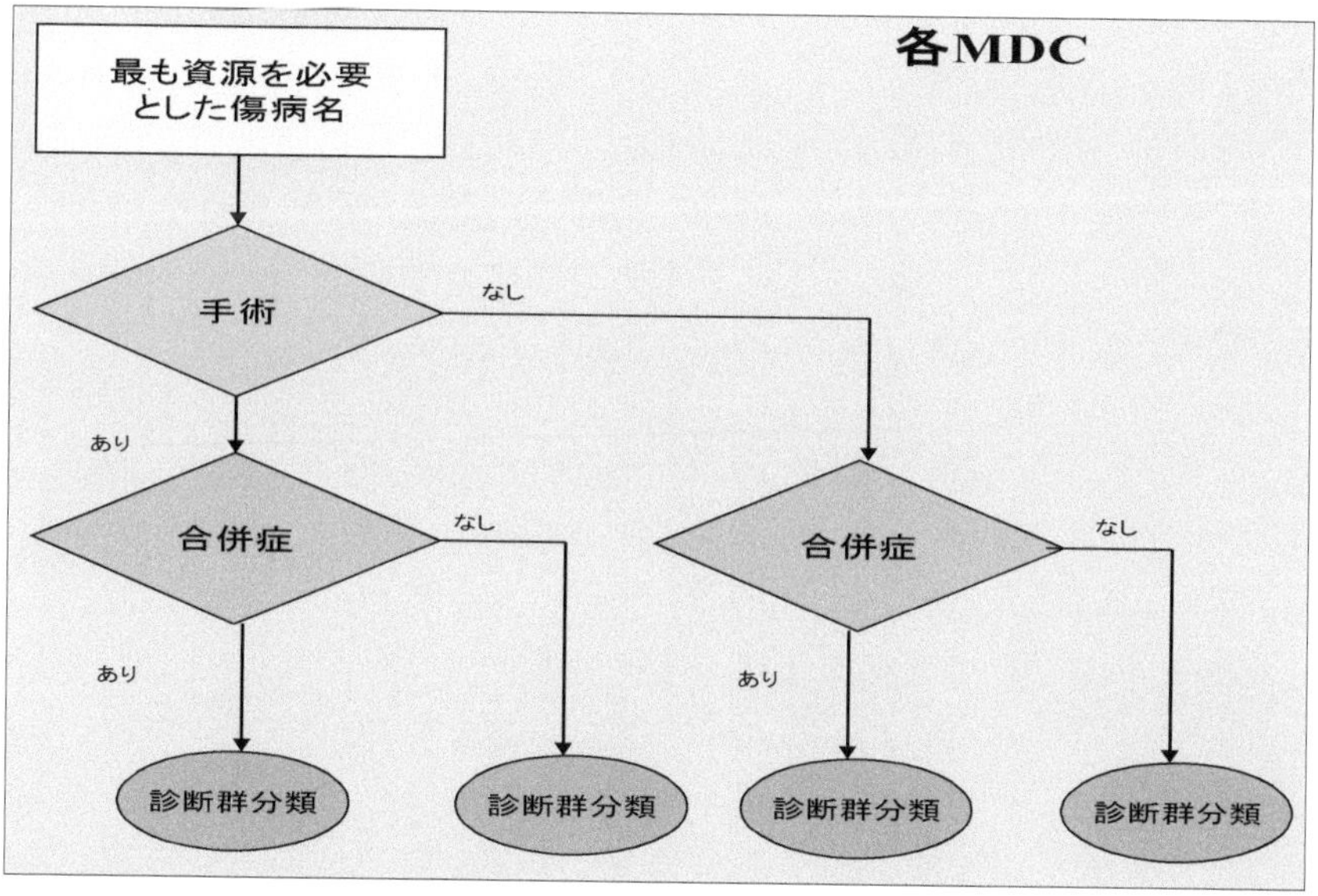

なかったので、こうした用語を用いていました。臨床的分類を実際にデータで統計分類してみると全く違った分類になることも想定していました。

ここで注意しなくてはならないのは、診断群分類は、決して疾病別分類ではないということです。HCFA-DRGもそうですが、当初は「胸痛」で入院し、病名が付かない場合も多々ありました。このような場合、DRGでは、無理やり「心筋梗塞」とはせずに、「胸痛」という名称で分類され、さらに後述するように、同じ診断名（疾病名）でも手技によって複数に分かれることから、「疾病別分類」と称するのは正しくありません。

中医協の建議から一年を経て、ようやく「日本独自」の診断群分類作成の作業が進みだしました。次の課題は、どこの病院で試行するかを決定する必要があり、また、診療報酬の支払方式（一入院か一日定額か）、包括する範囲、報酬額などを決めるためのデータを収集する必要がありました。しかも報酬額については、診断群分類ごとにデータを集めなければなりません。そして一方では、すでに包括されている集中治療室の入院料などを一度出来高に変換し、診断群分類ごとに包括しなおすといった複雑な作業や、さらには現在の報酬額をベースに設定するのではなく、原価方式による適正報酬の計算が必要であるとの意見も出されました。その時点では、医療行為の適正原価の研究については、一部の研究以外ほとんど行われていないのが我が国の現状でした。こうして様々な検討を経て、最終的には現在支払われている診療報酬額をベースに組み立てることとなりました。

さて、試行病院は、当初、国立病院3カ所程度で開始しようとしましたが、それではあまりにも少ないとのことから、最終的には国立病院8カ所（仙台、埼玉、千葉、豊橋、神戸、南和歌山、岡山、九州医療センター）、社会保険病院2カ所（岐阜、諫早）の計10カ所で実施することで理解が得られました。それぞれの病院から主傷病名、副傷病名、年齢、性別、手術等の診療行為、薬剤や医療材料、検査などのデータを収集して、上記研究班が作成した診断群分類に落とし込んでいくのですが、困難を伴いました。その理由は、日本の医療機関では、病名が統一されておらず、診断群分類の基礎とも言える病名のところで大きな壁が存在したのです。例えば、「かぜ」であっても、「感冒」であったり「上気道炎」であったり「インフルエンザ様疾患」であったり、様々な病名が付与されていました。ちなみに当時は、国立病院ではＩＣＤ９[4]を、社会保険病院ではＩＣＤ10を採用していました。また、DRGを採用している諸外国の状況を調べてみると、米国ではＩＣＤ９を臨床用に変化させたＩＣＤ９ＣＭ[5]を採用しており、その他の国々もバラバラでした。そこで、参加病院間における検討の結果、ＩＣＤ10に準拠して再度、病名を見直す作業が行われました。これらの作業が後の診療情報管理士という職業に結びついていきました。

試行に用いるデータとしては、１９９６年度（平成８年度）の一年間の各病院のレセプトデータを収集し、診断群分類調査研究班が作成した診断群分類ごとに上位25疾患程度を対象とし、合計１８３分類の我が国初の診断群分類が完成しました。

諸外国との比較を調査しているときに、ある興味深いことがありました。日本では、胃切除術（Ｋ６５５[6]）と呼ばれている手術が、米国では、これに該当する項目はなく、「腹部切除」「胃切除・除去」「腹部縫合」と三種類の医療行為に分かれていたのです。一方、我が国には皮膚科処置料としてある鶏眼・胼胝処置（いわゆる魚の目、タコの処置料）なる項目は諸外国にはないことも分かりました。こうした医師の技術を国際標準化しようとする試みはＷＨＯでは行われてきたものの、現在まで各国が採用した分類は存在していません。

このようにして、ようやく日本版ＤＲＧのひな形が完成し、１９９８年（平成10年）６月の中医協での諮問・

4　ICD：International Statistical Classification of Diseaseの略
5　CM：Clinical Modificationの略
6　医科診療報酬点数表の告示番号

答申を経て、開始から5年後に見直すことを条件に、試行が開始されました。

この方式というのは、「入院診療費用を統計的に処理したもの」というべきものであって、世界中の診療報酬制度の中で最も精緻である我が国の出来高診療報酬体系があったからこそ、出来上がった方法であると考えています。最も重要なのは診断群分類の作り方、理念であり、この分類が細かくなればなるほど出来高制度と何ら変わりがなくなっていきます。このことは、診断群分類を作成した研究班のそれぞれの作り方が分類数に大きく影響しています。「正しい診断群分類」とは、最もバラツキの少ないグルーピングがなされたものであると言えますが、医療内容は医師間、大学間、地域間で異なっている部分も少なくありません。したがって、この方式は、現在の分類を固定せず、何回も見直していくうちに、バラツキの少ないグループを完成させていくことが重要です。

さて、日本版ＤＲＧの試行は、多くの病院から注目されました。試行病院においても戸惑いや混乱が、また、事務的にも月をまたがる場合の支払方法など、多

**図表７　日本版ＤＲＧ／ＰＰＳの構造**

| | |
|---|---|
| 手術料等 | 出来高 |
| 検査料・画像診断料等 | 包括 |
| 薬剤料・材料料 | |
| 入院料<br>（入院環境料、看護料、入院時医学管理料） | |

くの課題が存在していました。関係者の努力によって日本版ＤＲＧは少しずつ動き始めました。

１９９８年（平成10年）６月26日の中医協において「急性期入院医療の定額払い方式の試行」実施要項案が承認されました。対象病院の一般病床の約47％をカバーする診断群分類案（１８３分類）を採用。定額となるのは手術料等を除いた入院料、薬剤料、材料料、検査料、画像診断料などと決定されました（図表７）。

また、費用については、全症例の包括部分の平均値を基礎償還点数とし、診断群分類ごとの平均値と基礎償還点数との比率を相対係数とし、さらに、各病院の現行診療報酬固有の差異（例えば看護料加算部分）を調整点数として算定する方法が決定されました（図表８）。

ただし、入院期間が長くなる場合も想定されるので、その場合は「特定入院期間」である一定期間を超えた分については追加的支払いを行うこととしました。また、ＩＣＵ等に入院した場合は、その部分のみ現行の出来高点数で支払うことにしました。

例えば、白内障単眼手術の場合、多くの病院で２週

**図表８　定額報酬の算定方法**

定額報酬＝｛基礎償還点数×相対係数＋調整点数｝×10円

| | |
|---|---|
| 基礎償還点数 | 全試行病院における包括部分にかかる医療費の総平均（38,803点） |
| 相対係数 | 各診断群分類の平均的に使用される医療費を全体の平均（基礎償還点数）と比較した相対値 |
| 調整点数 | 基礎償還点数および相対係数に含まれない試行対象病院の固有の費用（看護料加算、地域加算等） |

間入院が標準でしたが、この方式によって、おおよそ3日間程度に短縮されたので、計算上は約9日間分の医療費収入が増収分になります。また、包括された検査などを入院前に行っておけば、その分収入が増えることにもなります。さらに、薬剤について言えば、作業中の薬価で包括されているため、後発医薬品に変更するだけで収入が増えることになります。しかし、こうしたことを継続的に実施しようとすれば病院内の体制も改革しなければなりません。入院期間が短縮するため、後続の患者を入院させなければ導入前と変化はありませんし、また、入院前検査を実施するにしても、これまでの体制を改革しなければなりません。

以上のような様々な課題を整理しつつ、1997年（平成9年）11月から試行がスタートしました。こうした政府の動きに対して関係団体が多くの意見を寄せています（図表9）。

## 3 包括と出来高

一つ一つの診療行為を個々に支払うのではなく、一定部分をまとめて支払う方式のことを包括支払い（いわゆるマルメ、bundle payment）と呼んでいます。この支払方式は出来高と異なり一定限度額が定められており、医療費の抑制に効果があると考えられ、導入・拡大が図られてきています。

入院医療における包括化は、1990年（平成2年）4月に導入された「特例許可老人病院入院医療管理料」が有名で大きなインパクトを与えました。老人医療制度については、1973年（昭和48年）の老人医療費無料化など政策が大きくブレた時代を経て、1983年（昭和58年）からの老人保健制度、そして2000年（平成12年）からの介護保険制度へとつながっていきます。特例許可老人病棟のマルメは、老人医療に劇的な変化をもたらしたことはつとに有名な事例です。それまでの出来高病棟では、収入が増えるとの理由で多くの点滴や注射が行われ、カニューレの挿管されたスパゲッティ症候群が見られていました。ところが、このマルメ（注射、点

**図表９　疾患別定額払い制に対する主な見解**

◉日医

「患者の医療ニーズに適切に対応するために、急性期医療は出来高払い制を堅持し、慢性期医療の定額払い制を検討する。このため、疾病の種類や経過により、出来高払い制と定額払い制を適切に導入できる体制を作る。」

「DRG／PPS導入に向けての調査研究、対象病院、試行期間などを十分に検討することが必要である。とくにわが国においては医療提供施設が多種多彩であり、その適用に向けては十分配慮することが大切である。」

（H9.7.29「医療構造改革構想」）

◉日病

「DRGの導入は技術的に問題が多く、また過少医療も懸念されることから、診断方法の確定した疾病に限り採用する。」

「医療保険制度対策特別研究会を設置し、DRG／PPSに関する基礎資料を収集しており、その報告を受けて日病として対処したい。」

（H10.9.25，10.25『日病ニュース』から）

◉全日病

「昨年から疾病別医療行為検討委員会と医療保険・診療報酬委員会とが連携し、新しい診療報酬体系作りの提言のため諸外国のDRG及びDRG／PPSの研究を行っているが、①ICD9－CMによるコーディングの普及、②医療原価調査、③医療の質の管理の確立を不可欠の活動目標ととらえている。」「（日本版DRGについては）諸外国との対比も含め十分な期間を設けた調査・検討が必要と考える。」

（社会保険旬報H10.6.21号収載「全日病の提案」）

「今後導入されるべき診療報酬支払方式は以下の通りである。◎外来（略）。◎入院：①急性期医療、2次救急＝DRGを用いた支払方式、②3次救急＝DRGを用いた支払方式、③慢性期医療＝医療密度を加味した1日当たり定額制、④専門医療、高度先進医療＝DRGを用いた支払方式」

（H10.9.26「中小病院のあり方に関するプロジェクト委員会報告書」）

◉健保連

「抜本的な診療報酬体系の改革は、慢性期入院医療は1日当たり定額あるいは一定期間定額払い方式、急性期入院医療は疾病別定額払い方式を基本としたものとすべきである。」

「急性期入院医療における定額払い方式は、将来的には全包括で実施することが望ましいが、技術料や救急医療対応分を除く包括から実施することも十分効果が期待できる。」

（H10.10.12「医療保険制度構造改革への提言・中間報告」）

滴、検査、薬剤などが入院料に包括）が導入されたと同時に、注射や点滴、検査などの実施回数が大幅に減少しました。出来高だと必要以上に処置などがなされてしまっていたことの証左だと言われています。

入院料の包括化は、老人病棟包括化の以前にも「特定入院料」として存在していました。入院料は、現在(1)入院基本料、(2)入院基本料等加算、(3)特定入院料、(4)短期滞在手術等基本料に分けられています。入院基本料は、一般病棟入院基本料、療養病棟入院基本料、結核病棟入院基本料、精神病棟入院基本料などとなっています。

さて、(3)にある「特定」入院料は、１９８４年（昭和59年）４月改定から導入された救命救急入院料が始まりです。救急時の診療は、いちいち心電図を何回とったか、血液や尿検査を何回したかといったことを出来高請求する記録時間が無いため、呼吸心拍監視、動脈血採取、入院時基本診療料、入院時医学管理料などとともに包括化したもので、10日間に限り１日３５００点と評価されていたものです。本点数を皮切りにその後多くの入院料が特定入院料として包括化さ

**図表10　特定入院料の性格**

| | |
|---|---|
| 救命救急に対応したもの（請求事務の簡素化） | 救命救急入院料 |
| | 特定集中治療室管理料 |
| | ハイケアユニット入院医療管理料 |
| | 新生児特定集中治療室管理料　など |
| 入院患者の特質に対応したもの | 小児入院医療管理料 |
| | 回復期リハビリテーション病棟入院料 |
| | 特殊疾患病棟入院料 |
| | 精神療養病棟入院料 |
| | 認知症治療病棟入院料　など |
| 病棟の性格を明確にするため | 地域包括ケア病棟入院料 |
| | 回復期リハビリテーション病棟入院料（再掲） |

れています（図表10）。

上記分類は大雑把なものです。例えば回復期リハビリテーション病棟入院料は、２０００年（平成12年）に導入されましたが、入院患者の特質として「回復期リハビリテーションの必要性の高い患者を8割以上」と規定されています。一般病棟の亜型として制度設計を出来なくはないとは思いますが、上記以外にも理学療法士や作業療法士等の配置規定があり、これはこれまでの一般病棟の概念にはない施設基準です。さらにＦＩＭ（Functional Independence Measure：機能的自立度評価法）を利用して当該病棟患者の改善の程度も要件にしています。一方、包括化されている項目は、地域加算や医療安全対策加算、感染防止対策加算、患者サポート体制充実加算など一般的に算定している項目以外のすべてで、請求事務の簡素化の側面もあります。このように、特定入院料は既存の入院基本料では評価しきれない病棟の性格をカーブアウトして（切り出して）設計されています。したがって、その包括化の趣旨も医療費の適正化ということだけではないことが分かります（図表11）。

**図表11　マルメの意義**

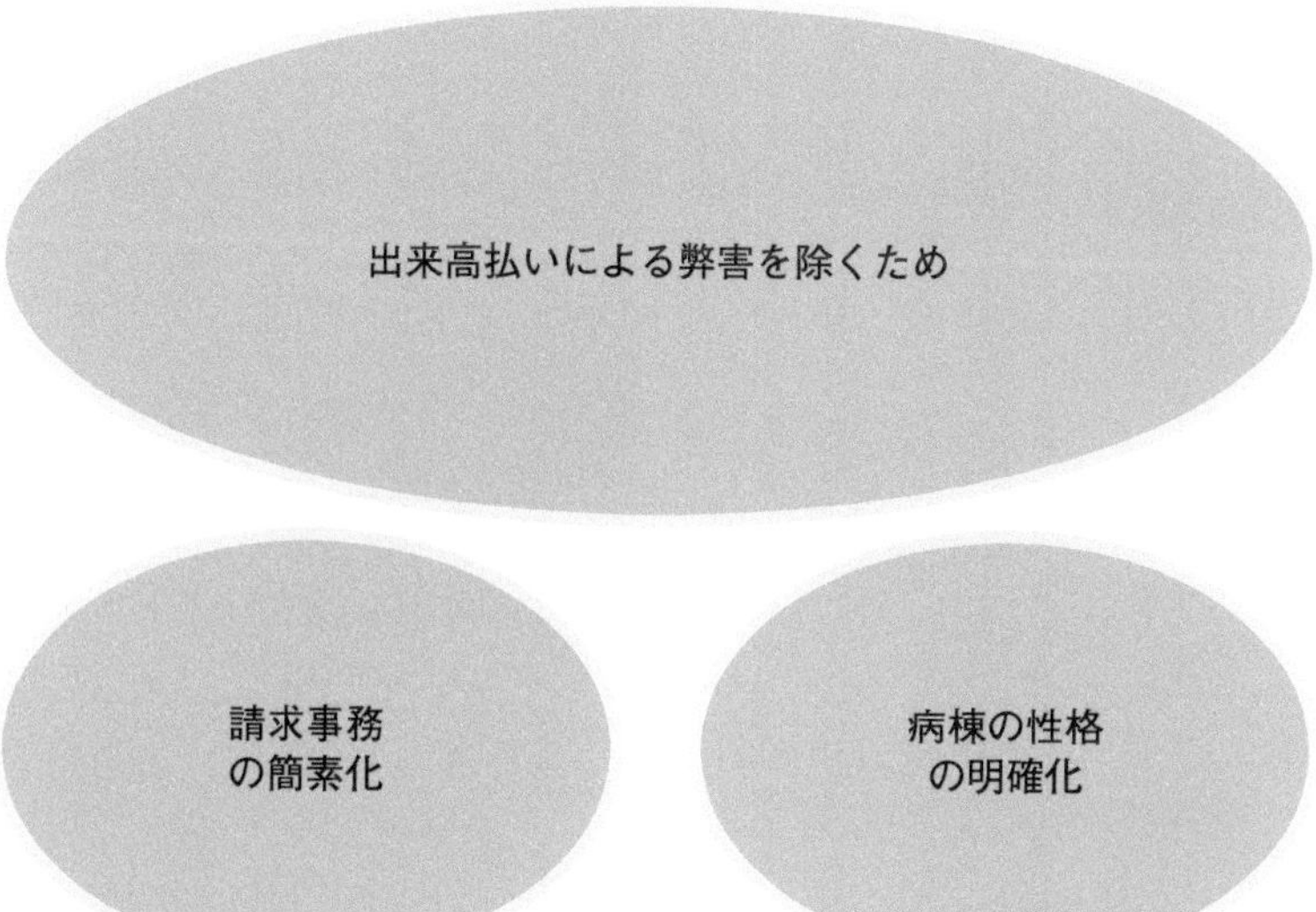

また、入院後の医師の診察や看護師への指示等を包括した点数である「入院時医学管理料」や病院建物の減価償却費に相当する「入院環境料」なども平成12年改定で入院基本料として包括されています。

一方、外来診療におけるマルメは1996年（平成8年）に小児科外来診療料が導入されました。小児診療においては、対象患者の特性から診療時間や親への説明が長くかかることに対する評価が通常の初診料とは異なるものとして認められています。

いずれにしろ、出来高か包括化かという議論は、支払い側と診療側の大きな対立点の一つでした。DPC（後述）制度導入による包括化拡大がどこまで進むのか、あるいは政府はどこまで進めようとしているのかについて国会の場においても検討が始められました。外交防衛問題などに比べて国内の比較的専門性の高い診療報酬制度について、2002年（平成14年）秋から国会で審議されるようになりました。自由民主党においては、医療基本問題調査会（会長：丹羽雄哉衆議院議員、当時）や医療保険制度改革プロジェクトチーム診療報酬改革ワーキングチーム（主査：長勢甚遠衆議院議員、当時）において活発な議論がなされ、その結果、同年11月には坂口力厚生労働大臣（当時）の私案が提出されました（図表12）。

また、診療報酬体系見直しWGにおいては、2002年（平成14年）11月28日に図表13のとおりに検討事項がまとめられました。

こうした経過を経て、2003年（平成15年）3月28日に基本方針が閣議決定されました（図表14）。

国会議員の間では、米国の制度のようにドクターフィーとホスピタルフィーに分けて評価したらよいのではないかという意見がありました。米国では、病院に医師はレジデントしかおらず、多くは外のクリニックを経営している医師が必要なときにだけ病院に来ることが多い仕組みとなっています。病院というのは箱物で、運営は看護師に任されています。手術するとなれば医師が術前の指示を与え、手術して術後の指示を出して自分のクリニックに帰ります。医師は、自営のクリニックからの収入と病院からの収入がもらえることになっています。米

**図表12 「診療報酬体系の見直し」について（坂口私案骨子）**

## 「診療報酬体系の見直し」について（坂口私案骨子）

### Ⅰ．基本的考え方

診療報酬体系については、患者の視点から質が高く効率的な医療を提供するとともに、医療技術や医療機関の運営コストが適切に反映されるよう、基準・尺度の明確化を図り、透明性の高い体系へと見直しを進める。

### Ⅱ．改革の基本的方向

診療報酬体系を医療技術の評価（ドクターズフィー的要素）と医療機関の運営コストを反映した評価（ホスピタルフィー的要素）に再編。

1. 医療技術の適正な評価（ドクターズフィー的要素）

○　医療技術については、出来高払いを基本としつつ、「難易度」や「技術力」、「時間」等を踏まえた評価を推進するとともに、重症化予防や生活指導を重視。

2. 医療機関の運営コストを反映した評価（ホスピタルフィー的要素）

○　医療機関の運営コスト等に関する調査・分析を進め、入院医療の**包括化**を推進することとし、急性期については疾病特性や「重症度」に応じた評価手法の検討を進め、慢性期については患者の病態等に応じた評価を推進。

3. 患者の視点の重視

○　医療機関等に関する情報提供や患者の選択を重視。
○　患者のニーズの多様化・高度化を踏まえ、高度先進医療を拡大。
○　診療所についてプライマリケア機能を重視。

## 図表13　診療報酬体系見直しに関する検討事項

診療報酬体系見直しに関する検討事項

平成 14 年 11 月 28 日
診療報酬体系見直しWG

Ⅰ　見直しの基本理念
○　医療の質の維持向上、効率的な医療の提供の確保、患者への情報提供の推進、国民の受診機会の平等などが保証される体系とする。
○　医療提供に係るコストを合理的に反映し、医療機関の経営の安定化と効率化に資する体系とする。
○　医師の裁量権を尊重しつつ、技術評価重視の方向を明確にした体系とする。
○　医療機関の役割分担を促進し、地域医療体制を確立できる体系とする。
○　わかりにくく複雑な体系を簡素化し、原価コスト、患者特性などを反映した合理的な説明ができる体系とする。

Ⅱ　具体的な検討事項
1　基本事項
○　技術料重視、「ホスピタルフィー」と「ドクターフィー」の明確化を具体的に推進する。
○　現行の診療行為別の体系に疾病別の包括評価のような体系を取り入れていくことを検討する。
○　大病院、中小病院、診療所や公私病院のコスト構造、財政基盤、医療提供体制における役割・機能に応じたものとする。
○　患者負担の増大、受診機会の平等性が失われるなどの問題に配慮しつつ、特定療養費や保険外診療のあり方を検討する。

2　個別事項
○　急性期入院医療について、特定機能病院や国立病院等は包括払いを推進する。慢性期入院医療について、病態や自立度を勘案した一日定額払い方式を拡大する。
○　かかりつけ医、かかりつけ歯科医、かかりつけ薬剤師の推進、在宅医療の推進など、プライマリケア重視を具体的に進める。
○　医療技術について、時間や難易度に関する調査を進め、それを反映したものとする。
○　看護の必要度に関する調査研究を進め、それを反映したものとする。
○　歯科診療について、出来高払いを基本とし、リスク管理を反映したものとする。
○　調剤報酬について、保険薬局の機能・服薬状況、薬局と病院における薬剤師の員数配置などに対応したものとする。
○　医薬品については、新薬の算定方式の見直しを検討するとともに、後発品の安定供給を確保し、その使用拡大を推進する。医療材料について海外価格との調整を推進する。
○　予防給付、不妊治療給付などについて、財政問題、技術の安全性・成熟度などに配慮しつつ、公的保険給付の適用のあり方について検討する。

3　その他
○　診療報酬決定方式のあり方について、中医協のあり方を含め、患者、保険者、医療提供者の意見、医療経済実態調査などが公平に反映され、納得される仕組みとする。
○　療養担当規則についても、そのあり方について検討する。
○　IT化の推進に伴う医療に関するデータが適切に活用されるようにする。

## 図表14　健康保険法の一部を改正する法律附則第２条第２項の規定に基づく基本方針について

健康保険法等の一部を改正する法律附則第2条第2項の規定に基づく基本方針について

〔平成15年3月28日
閣　議　決　定〕

政府は、健康保険法等の一部を改正する法律（平成14年法律第102号）附則第2条第2項の規定に基づき、基本方針を別紙のとおり定める。

別紙

1　基本的な考え方
　診療報酬体系については、少子高齢化の進展や疾病構造の変化、医療技術の進歩等を踏まえ、社会保障として必要かつ十分な医療を確保しつつ、患者の視点から質が高く最適の医療が効率的に提供されるよう、必要な見直しを進める。

　その際、診療報酬の評価に係る基準・尺度の明確化を図り、国民に分かりやすい体系とする。

2　基本的な方向
　診療報酬体系については、①医療技術の適正な評価（ドクターフィー的要素）、②医療機関のコストや機能等を適切に反映した総合的な評価（ホスピタルフィー的要素）、③患者の視点の重視等の基本的な考え方に立って見直しを進める。

3　具体的な方向
⑴　医療技術の適正な評価
　医療技術については、出来高払いを基本とし、医療従事者の専門性やチーム医療にも配慮しつつ、難易度、時間、技術力等を踏まえた評価を進める。そのために必要な調査・分析を進める。
　高脂血症、高血圧、糖尿病等の生活習慣病等の重症化予防を重視する観点から、栄養・生活指導、重症化予防等の評価を進める。
　医療技術の進歩や治療結果等を踏まえ、新規技術の適切な導入等が図られるよう、医療技術の評価、再評価を進める。
⑵　医療機関のコスト等の適切な反映
　入院医療について必要な人員配置を確保しつつ、医療機関の運営や施設に関するコスト等に関する調査・分析を進め、疾病の特性や重症度、看護の必要度等を反映した評価を進めるとともに、医療機関等の機能の適正な評価を進める。
①　疾病の特性等に応じた評価
　急性期入院医療については、平成15年度より特定機能病院について包括評価を実施する。また、その影響を検証しつつ、出来高払いとの適切な組合せの下に、疾病の特性及び重症度を反映した包括評価の実施に向けて検討を進める。

　慢性期入院医療については、病態、日常生活動作能力（ADL）、看護の必要度等に応じた包括評価を進めるとともに、介護保険との役割分担の明確化を図る。

　回復期リハビリテーション、救急医療、小児医療、精神医療、在宅医療、終末期医療等について、医療の特性、患者の心身の特性、生活の質の重視等を踏まえた適切な評価を進める。
②　医療機関等の機能に応じた評価
　入院医療については、臨床研修機能、専門的医療、地域医療支援機能等の医療機関の機能及び入院期間等に着目した評価を進める。

　外来医療については、大病院における専門的な診療機能や紹介・逆紹介機能等を重視した評価を行うとともに、診療所及び中小病院等における初期診療、かかりつけ医・かかりつけ歯科医・かかりつけ薬剤師の機能、訪問看護、在宅医療等のプライマリケア機能等を重視した見直しを進める。

⑶　患者の視点の重視
①　情報提供の推進
　医療機関の施設基準や機能等に関する情報、診療・看護計画等の情報の提供を進める。
②　患者による選択の重視
　患者ニーズの多様化や医療技術の高度化を踏まえ、特定療養費制度の見直しを行う等患者の選択によるサービスの拡充を図る。
⑷　その他
①　歯科診療報酬
　上記のほか、口腔《くう》機能の維持・増進の観点から、歯科診療所と病院歯科における機能や連携に応じた評価、う蝕《しょく》や歯周疾患等の重症化予防、地域医療との連携を重視した在宅歯科医療等の評価を進める。
②　調剤報酬
　上記のほか、医薬品の適正使用の観点から、情報提供や患者の服薬管理の適正な推進等保険薬局の役割を踏まえた評価を進める。
③　薬価・医療材料価格制度等
　薬価算定ルールの見直しについて検討を行う。

　画期的新薬について適切な評価を推進するとともに、後発品の使用促進のための環境整備を図る。

　医薬品等に係る保険適用及び負担の在り方について検討を行う。

　医療材料価格について、引き続き、内外価格差の是正を進める。

　医薬品、医療材料、検査等について、市場実勢価格を踏まえた適正な評価を進める。

国は公的保険制度が高齢者と生活困窮者以外には無いため日本のような公的な診療報酬点数表はありません。

したがって民間保険会社が定めた価格（価格交渉もあります）によって支払われています。このように米国の場合は医師に支払う対価がドクターフィーとして明確になっていますが、日本の場合には病院に医師が勤務して、病院から給与をもらっているために診療報酬上もドクターフィーという項目はありません。それに近い点数が手術料や処置料ですが、これらの点数には医師の技術料以外に縫合糸代などが包括されています。そのような事情から医師技術料を「ドクターフィー的要素」と表現しました。そして、診療科ごとにバラツキのあった点数を「難易度、時間、技術力」の三つの視点から見直すことになりました。一方、病院の固定費部分は基本的に包括払いとし、その医療機関のコストや機能を適切に反映することとし、「ホスピタルフィー的要素」と表現しました。DPCでもそうですが、入院であっても技術料は出来高であることも明記し、さらに外来は、「かかりつけ医・歯科医・薬剤師の機能、プライマリケア機能を重視し、専門的

**米国メイヨークリニック**

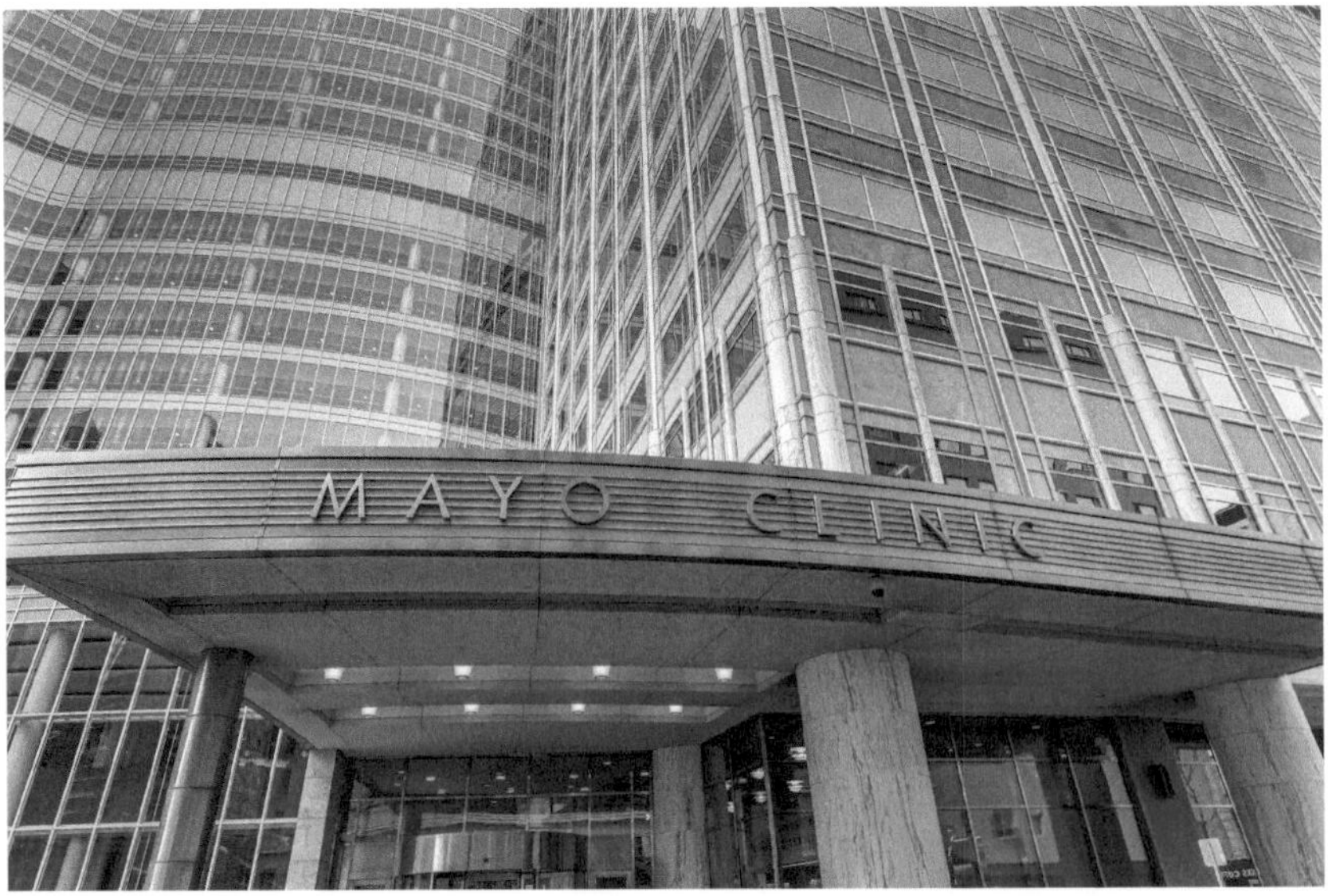

外来診療、紹介・逆紹介を重視」することとしました（図表15）。この考え方は現在でも生きており、また、それぞれの評価を第三者が常時行えるように、中医協に診療報酬調査専門組織を設置しました。当時は、DPC専門家会議、医療技術専門家会議、慢性期医療専門家会議、医療経営専門家会議の4つからスタートしています。

## 4 DRG試行の報酬の枠組み

さて診療報酬額を計算していくと、①診断群分類数が少ないケース、②大幅なはずれ値が出るケースが発生しました。DRGは診療行為を統計的に処理したものと言えます。その診療行為別最大の分類が出来高払いとも言えます。DRGも出来高払いも医師の診療行為の分析ツールの一つで同じ連続線上にあると見なしてよいと思います。したがって、統計処理を行う段階で、①も②も現段階ではDRG化には不適当と判断できます。ただ、それぞれどのラインで不適当とするかは、一定の割り切りが求められます。①については、

**図表15　診療報酬体系の基本的考え方（国会）**

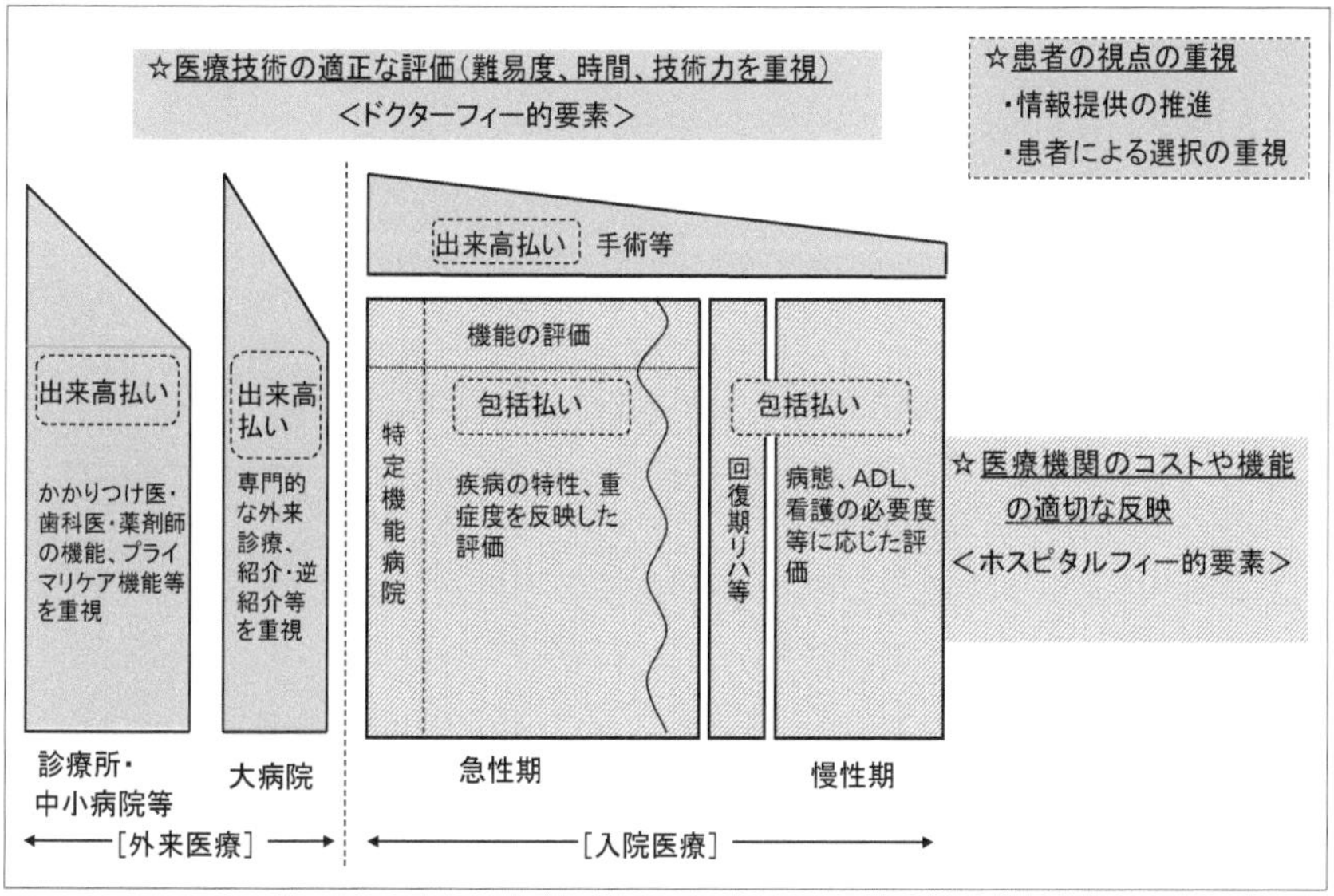

診断群分類ごとの症例数が10を満たさないものを除外し、さらにはずれ値については、在院期間と価格について、それぞれ標準偏差の2SD[7]を超える場合を除外することとしました。

次に、それぞれの診断群分類ごとの診療報酬額をどう決定するかです。その前に、どのような診療行為を包括し、何を出来高で残すかを決めなくてはなりませんが、この点に関しては関係者の間でそう意見の食い違いは見られませんでした。

病院固定費とも言える、入院環境料、検査・投薬については診断群分類ごとに包括し、手術料、処置料、リハビリ、精神科専門療法などの医師技術料については出来高としました。ところが、各病院における看護料の違い(当時は2対1看護料と2・5対1看護料が混在していた)等[8]があり、これを調整する必要がありました。最終的には、2・5対1看護料を基本とし、これを上回る病棟は加算することとしました。一方、どうしても報酬額が算出できないケースもありました。特定集中治療室管理料や救命救急入院料で、これらの料金は、もともと薬剤や一定の検査、看護料などを包括しているため、これらを分解して、検査、薬剤、看護料とすることは大規模な調査を行わなければ数字が確定しないことから、DRGの対象外とすることにしました。さらに、診断群ごとの計算方式も、はずれ値の影響が算術平均より少ない幾何平均(後述)を利用することとしました。

[7] SD：Standard Deviation：標準偏差の略
[8] ほかには地域差などがある

第2章

# DRGからDPCへ

## 1 DRG試行の評価とDPCの提案

　DRG以前の入院料は、在院期間の短い病棟や病院を高く評価していました（入院時医学管理料）。その当時「うちの病院は重症患者を受け入れているから在院期間が長くなってしまう。あそこの病院は軽症患者が多いから短い」という話をよく聞くことがありました。また、病棟別在院期間の短縮化を高く評価する手法では、当然眼科病院や歯科病院等が短くなり、一方、がん患者を診ている病院や脳外科およびその後のリハビリを行っている病院では長くなる傾向にありました。

　いずれにしても、この手法（入院時医学管理料の在院日数で差別化する手法）は、平等性の上では限界でもありましたし、合併症が多い患者をどこの病院が診ているか誰も評価できずにいましたが、DRGでは、疾患名と実施した処置や手術、あるいは合併症などによって区分されているため、一定の評価が可能になったと言えます。

　また、当時の入院パターンを一日当たりの診療報酬額でみると図表16のようになります。入院当初の検査、手術、術後の処置や経過観察、検査、そして退院という経過をたどるのが一般的ですが、金曜日には退院できると思っていた患者が土日が外泊となり月曜日退院になるという話をよく聞きました。なぜなら金曜日に退院させると土日にベッドが空いてしまうからです。

　しかし、DRGの導入によって、この一般的な入院パターンも一変することになります。DRGでは「平均的な治療期間」が過ぎると点数が段階的に減る仕組みのため、金曜日や土曜日でも治療をして、点数が下がる前に治療を完結し退院させた方が得になります。しかしながらこの方法は、患者の早すぎる退院やそれに伴う再入院の増加を伴う可能性があります。これについては、当時から中医協でも議論になり、ＤＲＧ導入による前後の影響比較評価がなされてきました。一方、入院後に行った検査についても、入院前に外来で検査した方が入院期間短縮に関しては得となります。

２００３年（平成15年）、ＤＲＧ試行から5年が経過しました。ＤＲＧ試行は5年後に評価・検討することとされており、試行の検証とその後の取り扱いが診療報酬体系の焦点となりました。ＤＲＧは患者治療の経済的評価手法としては、未治療退院や再入院の増加等失敗ではないかとする意見もありました。一方では、急性期医療費の増大に一定の歯止めができる定額方式であるため、10病院以外にも拡大すべきとする意見の衝突がありました。

ＤＲＧ試行の評価については、２００４年（平成16

**図表16　入院のパターン**　（著者作図）

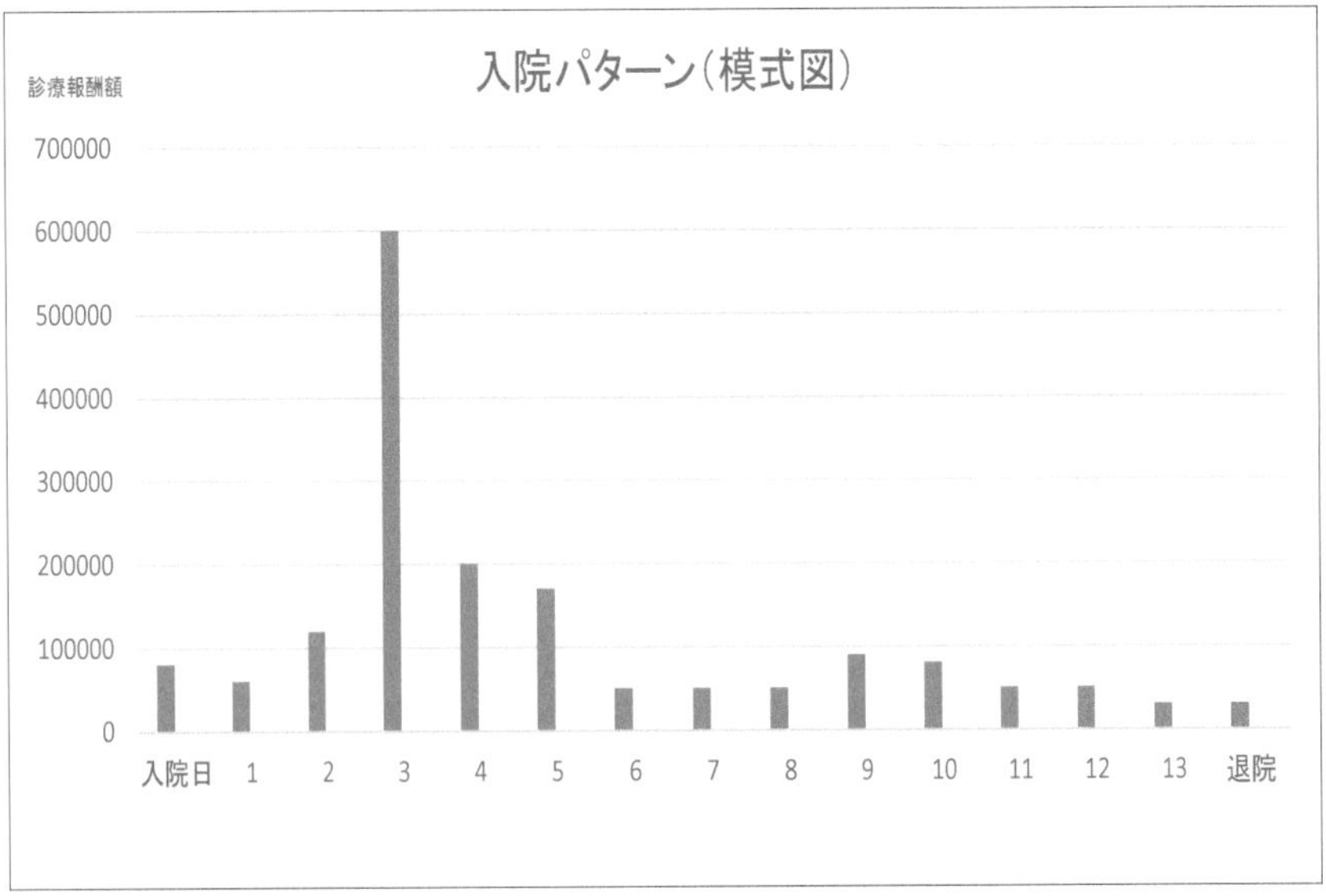

年）1月に中医協に報告されています。

まず、平均在院日数の変化については、図表17にあるように、いずれの病院も短縮していますが、試行病院以外の病院についても短縮化が図られていることから、これらの変化がＤＲＧ導入によるものか、あるいは中医協でも指摘された老人保健施設等の整備に伴うものか、あるいはクリティカルパスの導入による医療の効率化の影響なのかは判然としていません。

さらに、診療報酬の包括化によって生じると考えられていた再入院率についても報告されています（図表18）。

また、試行調査病院からは以下のような意見が出されています。

ＤＲＧにより⑴在院日数が減少した⑵パス使用によりさらに在院日数が減少した⑶一日当たりの診療費は増加、全体は不変⑷パス導入とＤＲＧの組み合わせにより、標準化された、在院日数の短い医療の提供が可能となり、病院健全経営の手段となり得る⑸診療費収納方法に工夫が必要（桜井

**図表17　試行病院における年度別・病院別の平均在院日数の変化**

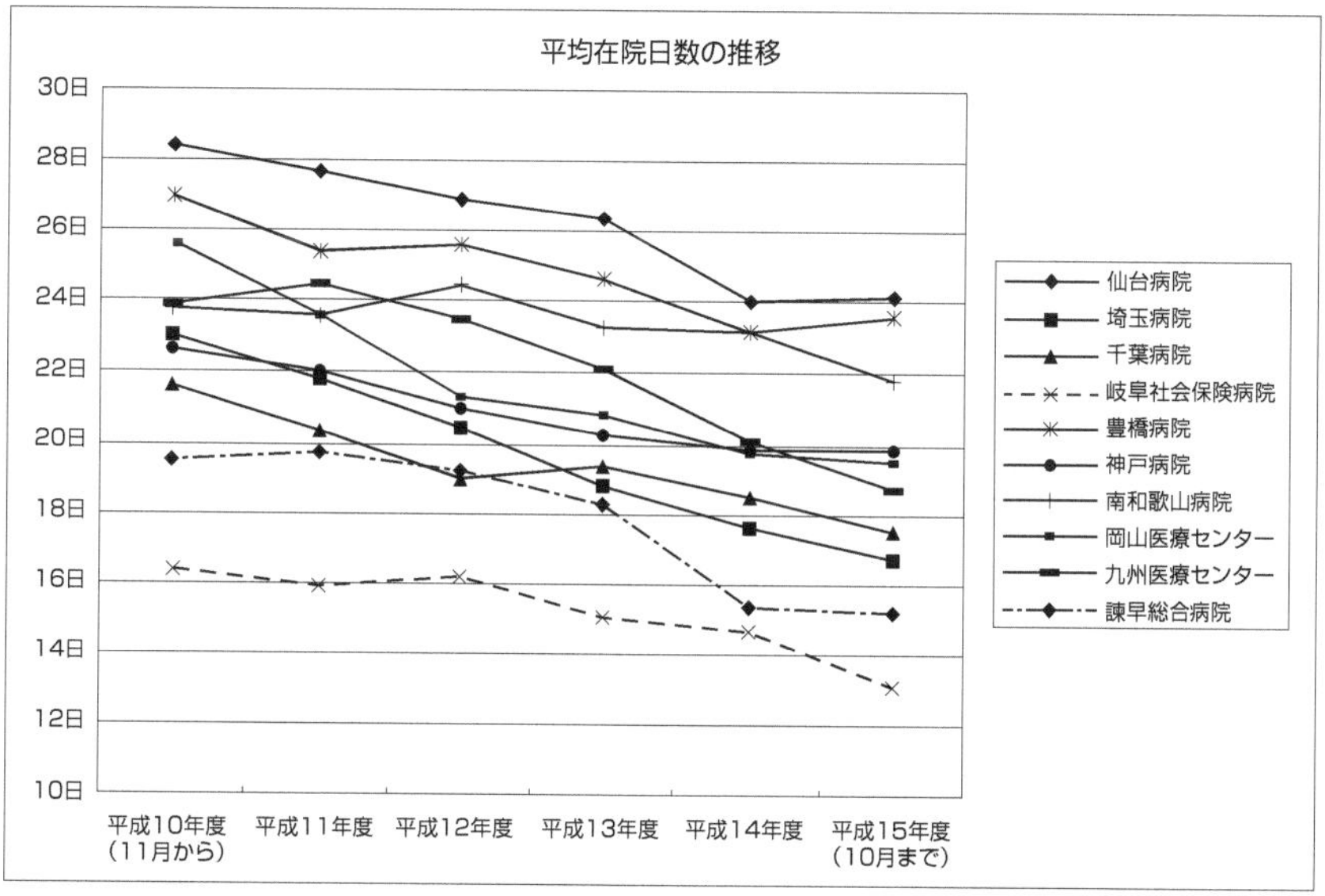

芳明、国立仙台病院長（当時）

DRG試行によって本院の医療の質が変わることはなかった。クリティカルパスは在院期間の短縮と出来高算定の圧縮に役立った。医療の質を担保する仕組みなしに包括評価が導入された場合、粗診、粗療、あるいは萎縮医療が発生するのではないか、と医長の約70％が危惧の念を抱いている。（朔元則、国立病院九州医療センター病院長（当時））

(1)平均在院日数は短縮する(2)医師、コメディカルのコスト意識が芽生えやすい(3)過剰診療の可能性が少ない(4)病院経営上の意識はコスト削減に向く(5)医師の技術力が重要視されやすい(6)簡素化された病名は治療の目標が分かりやすい(7)最新の医療技術の導入は抑制されない(8)粗診・粗療はほとんどない(9)新薬と特定医療材料の採用がやや制限される。（澤田健、岐阜社会保険病院長（当時））

**図表18　DRG試行による再入院率の変化**

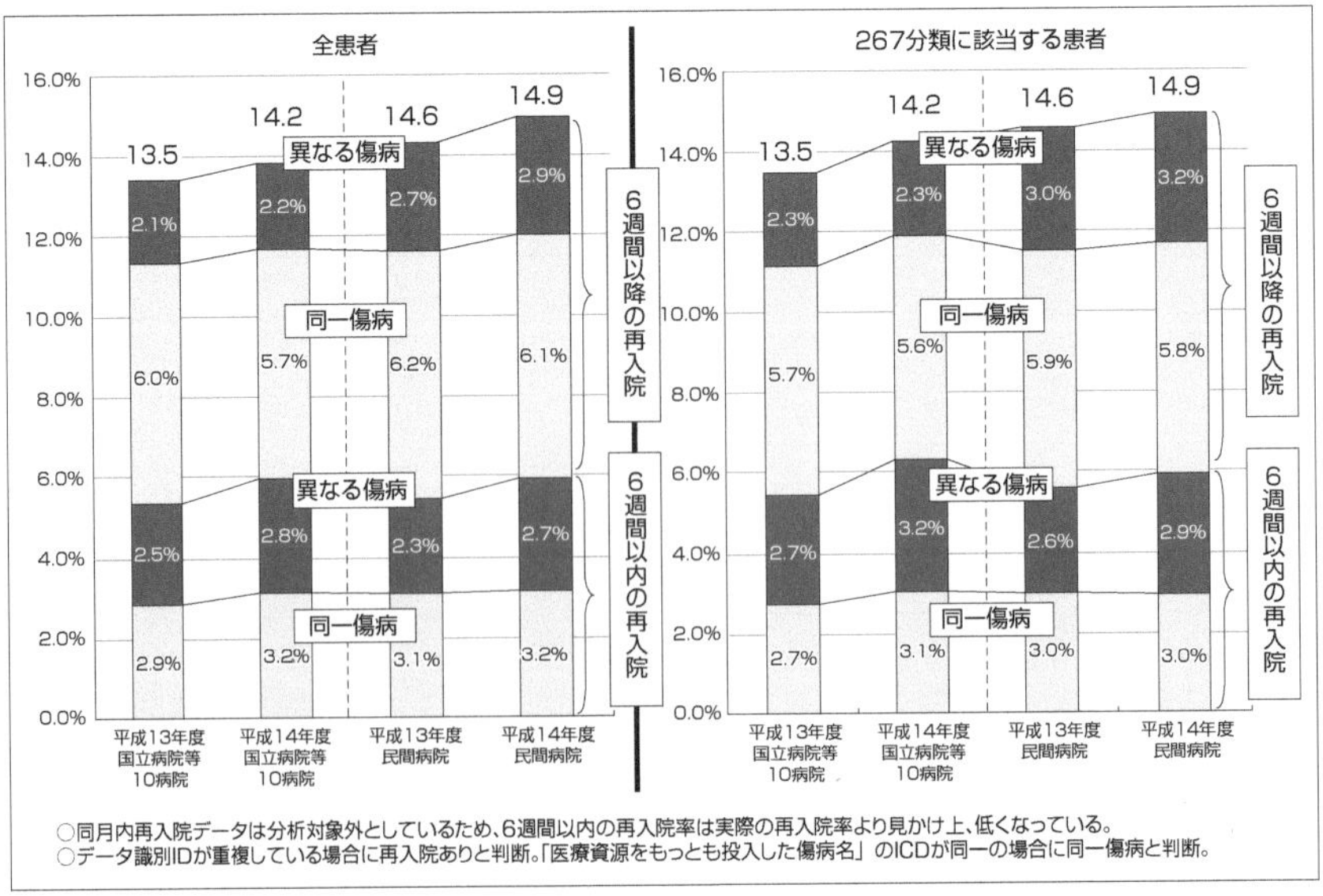


○同月内再入院データは分析対象外としているため、6週間以内の再入院率は実際の再入院率より見かけ上、低くなっている。
○データ識別IDが重複している場合に再入院ありと判断。「医療資源をもっとも投入した傷病名」のICDが同一の場合に同一傷病と判断。

## 図表19　試行調査検討委員会の意見

試行調査検討委員会における指摘事項

○　本試行の影響評価の結果は、上記のとおりであるが、本試行の影響評価を実施した際の試行調査検討委員会における指摘事項及び、試行対象病院からの意見の概要を付記する。

1　評価手法の充実、データ処理基盤の充実について

データの精度の向上

○　本調査では、個別診療行為毎に実施状況を把握できるような形でのデータ収集を行うことができていないため、包括評価されている検査、処置、投薬注射について、診療報酬改定の影響が排除できていない。

データ収集方法の充実

○　診療報酬請求データを収集する際には、個別診療行為毎に実施状況を把握できるような形でのデータ収集を行う必要がある。また、そのようなデータを収集する際には、診療行為については、診療報酬上の区分を活用するとともに、薬剤、医療材料については、統一的なコードによりデータを収集する必要がある。

上記の点については、試行開始後１年評価の際にすでにその必要性を指摘したところであり、本評価のための調査においても、平成13年度・14年度の民間病院等の一部についてはそのような形でのデータ収集を行ったところである。しかし、試行対象病院においては、本影響評価のためのデータ収集を行った時期には、そのような詳細データを収集する体制を整えることができなかったのは残念である。

しかし、試行対象病院においても平成15年度からは詳細データの把握ができる体制を整えることができたところである。今後、同種の調査を実施する際には、本試行の実施により得られた詳細データの把握方法を活用することが必要である。

なお、すでに、昨年の特定機能病院における包括評価制度の導入のための調査においては本調査により開発された手法が活用されたところである。(いわゆるレセプトデータダウンロード方式による診療報酬請求情報の収集方法)

保険者との協力

○　また、本調査では、医療機関からのみデータを収集しており、医療の質と密接な関係のある転帰等の評価が十分ではない。転帰の把握等については、医療機関からの把握では限界があるために、医療機関間の連携体制をより推進するか、保険者の協力を得て、患者単位で追跡調査が実施可能な体制を検討するなど、医療の質に関する調査を充実する必要がある。

2　診断群分類を活用した分析の充実について

診断群分類に関する情報の幅広い収集と分析の必要性

○　患者構成等の違いを勘案するためには、診断群分類を活用する必要がある。そのために、各病院において診断群分類を決定することが可能となるような診療情報等の収集体制の整備を推進するとともに、幅広く診断群分類別のデータを収集することが必要である。

なお、一連の試行を実施するなかで試行調査検討委員会からは意見が要約して出されています（図表19）。

こうした試行の結果を踏まえて、「一入院当たりの包括評価制度と比較して一日当たり包括評価制度の方が、在院日数がばらついていても包括範囲点数と実際に治療にかかった点数との差が小さいことや、一日単価を下げるインセンティブが存在」することが理解され、議論の結果、２００１年（平成13年）11月の中医協において、大学病院について一入院包括すなわちＤＲＧではなく、一日定額制の支払方式について合意が得られ、ＤＰＣ（Diagnosis Procedure Combination）と命名されました。これは厚生労働科学研究「急性期入院医療試行診断群分類を活用した調査研究」班（班長：松田晋哉産業医科大学教授）によって開発されたシステムです。この手法は、米国ＤＲＧや日本版ＤＲＧ試行とは異なったものですが、情報システムや病院管理、医療の質評価、さらには地域における疾病量の把握をも可能にしていると考えています。

患者に対するサービスとか提供される医療という点で考えるとＤＰＣのように患者一人一人のサービスを前提にして一定の料金を決める方向でやってみるのがいい。ＤＰＣは医療費の圧縮には役に立たないとかいろいろ批判はありますが、とにかく今の診療報酬体系を変えるものとしてＤＰＣのような疾病別の定額化という考え方がとれないかと思うのです。今のところ他の考え方はない、唯一の考え方なのだから、国立病院や大学病院だけではなしにコスト構造の違う民間病院と対比してみるためにも、民間にも拡大してみることが必要です。（下村健、健保連副会長（当時））

この４月から、特定機能病院については、一日定額支払方式を導入しました。これによって、マスコミ等でも医療の標準化や、分かりやすさが進んでいくのではないかということが言われています。疾病の特性、重症度を反映した評価です。アメリカにＤＲＧという制度がありますが、それとはちょっと違います。日本で初めて診断群分類を利用して、また、対前年度医療費を見ながら係数を活用するのも初めてです。大学病院は検査が多い。また、後発品を使わずに新薬を使う。そのあたりがどう変わって行くか。また、在院期間を短くするためにクリティカルパスを導入するという動きが急激に高まっております。（筆者、医療課長（当時））

図表20は、全国の大学病院に依頼し、その平均在院日数を求めたものです。大学病院ですら、これだけの在院日数の差が生じていることが分かります。

平均在院日数に一日当たりの診療報酬額を掛け合わせると総医療費に近似すると仮定した場合、ＤＲＧ方式だと、平均値より在院日数が短い大学病院は、現在の診療内容を変化することなく大きな収入が得られ、逆に長い病院は大きな収入減となり経営が困難になってしまいます。この差が少なければＤＲＧを継続することも考えられましたが、解離幅が大きすぎるため一日当たりの包括点数評価が妥当とされました。

**図表20　大学病院の平均在院日数比較（当時）**

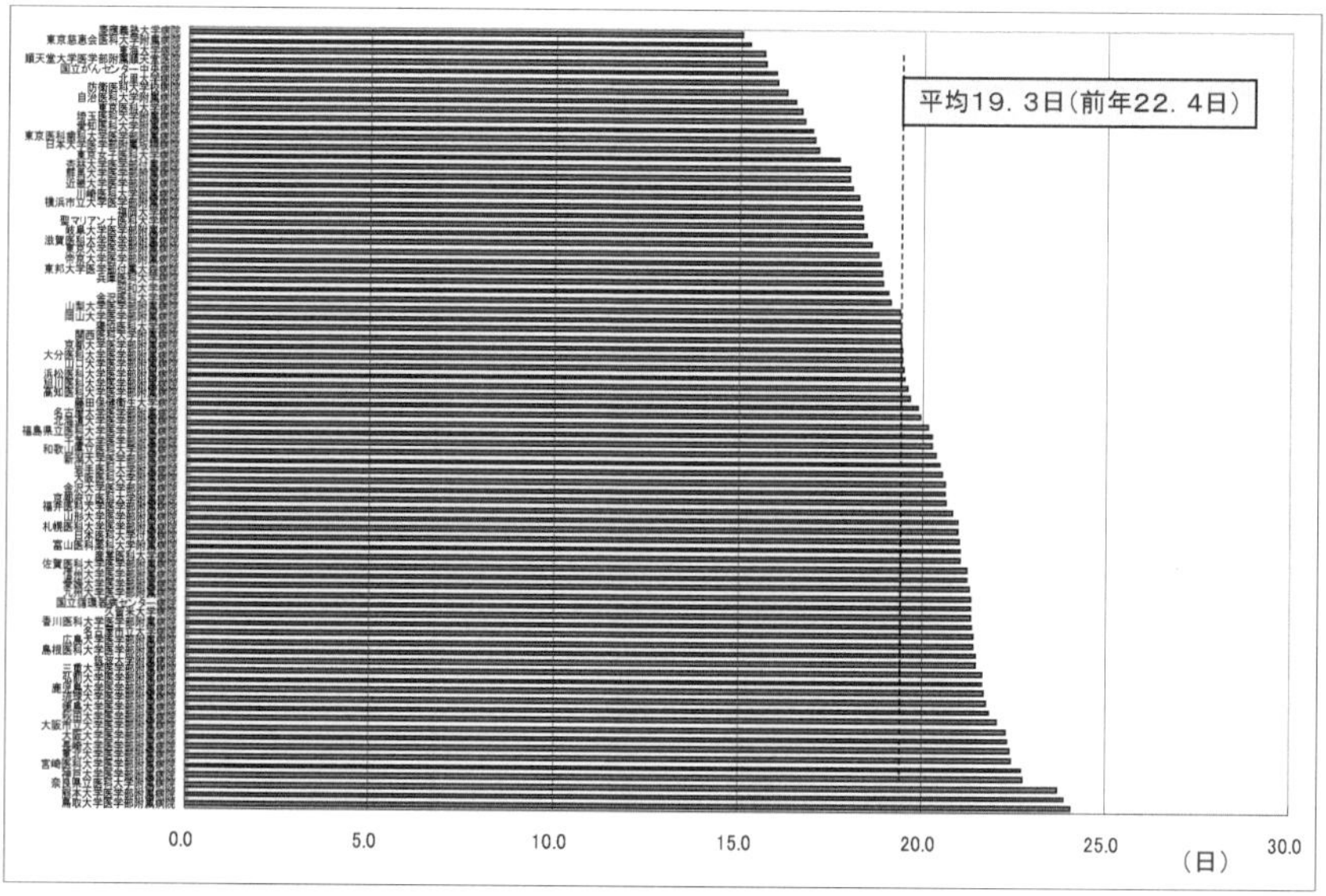

## 2 診断群分類の精緻化

その後、文部科学省、国立大学病院長会議、私立大学病院長協議会などの関係者と精力的に協議が重ねられました。その一方で各大学病院からデータの収集・分析が開始されました。

診断群分類についてはDRG試行のときには、前述してきたようにデータ数が少なく、183分類でしたが、今回の場合はデータ数が多く、また、症例の幅も広くなりました。診断群分類作成班の精力的な作業の結果、1860に及ぶ分類案が中医協に提示され承認されました。

## 3 DPC構造の確定と閣議決定

集積された症例数は24000あり、それぞれ診断群分類ごとに、診療報酬額調整、アウトライヤー調整を行い、その平均値を「診断群分類ごとの一日当たり点数」として数式で表現しました。この場合の平均化する作業も、算術平均ではなく、はずれ値の影響を受けにくい幾何平均[9]を採用しました（図表21）。

包括評価部分は、在院日数に応じた医療資源の投入量を適切に評価するという観点から、基本的に3段階の入院期間に応じた点数を、診断群分類ごとに設定しました（図表22）。

[9] 算術平均と幾何平均：算術平均とは、n個の数値の合計をnで除したもの。幾何平均とはn個の数字を掛け合わせたものをn乗根したもので、飛び跳ね値がある場合に、より集団の平均を表す

**図表21　DPC算定方法（骨格）**

**診療報酬＝包括評価部分＋出来高部分**

| | | | | | | |
|---|---|---|---|---|---|---|
| 包括範囲<br>点　　数 | ＝ | 診断群分類ごとの<br>一日当たり点数 | × | 医療機関別係数<br>（機能評価係数＋調整係数） | × | 入院日数 |

※医療機関別係数は、①入院基本料等加算などを係数にしたもの（機能評価係数。下表）と、②診断群分類による評価が前年度（平成14年7月～10月）の医療費実績に等しくなるように医療機関ごとに設定される「調整係数」を合算したもの

**【入院基本料等加算の係数（当時）】**

| | |
|---|---|
| 入院時医学管理加算 | 0.0103 |
| 紹介外来加算 | 0.0257 |
| 紹介外来特別加算 | 0.0086 |
| 急性期入院加算 | 0.0030 |
| 急性期特定入院加算 | 0.0119 |
| 診療録管理体制加算 | 0.0005 |
| 看護配置2対1を満たさない病院（※） | △0.0370 |
| 特定機能病院以外の病院 | △0.0184 |

※　看護補助者配置が10対1以上の場合は△0.0080
　　看護補助者配置が15対1以上の場合は△0.0174

（1）手術料等は出来高評価。

（2）平均在院日数は診断群分類ごとのもの。

（3）入院日数の25パーセンタイル値までは平均点数に15％加算。「入院日数の25パーセンタイル値」とは、診断群分類ごとの入院日数の短い患者上位25％までが含まれるという意味。

（4）25パーセンタイル値から平均在院日数までの点数は、平均在院日数まで入院した場合の一日当たり点数の平均点数が、一日当たり平均点を段階を設けずに設定した場合と等しくなるように設定。

（5）平均在院日数を超えた日から入院日数の標準偏差の2倍以上までは前日の点数の85％または、一日当たり平均点数のうち、低い点数で算定。

（6）入院期間が著しく長期になる場合（平均在院日数を超えた日から入院日数の標準偏差の2倍以上までの期間を超過）は、出来高により算定。

（7）高額薬剤等にかかる診断群分類については、入院基本料を除く薬剤費等包括範囲の点数を入院期間Ⅰ（一日で固定）で算定している。

**図表22　在院日数に応じた評価のイメージ**　　（中医協資料）

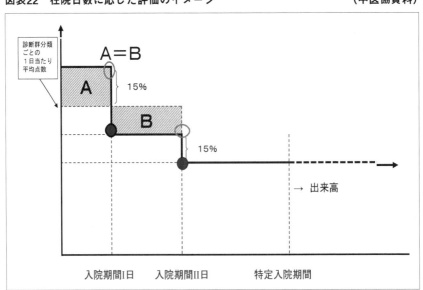

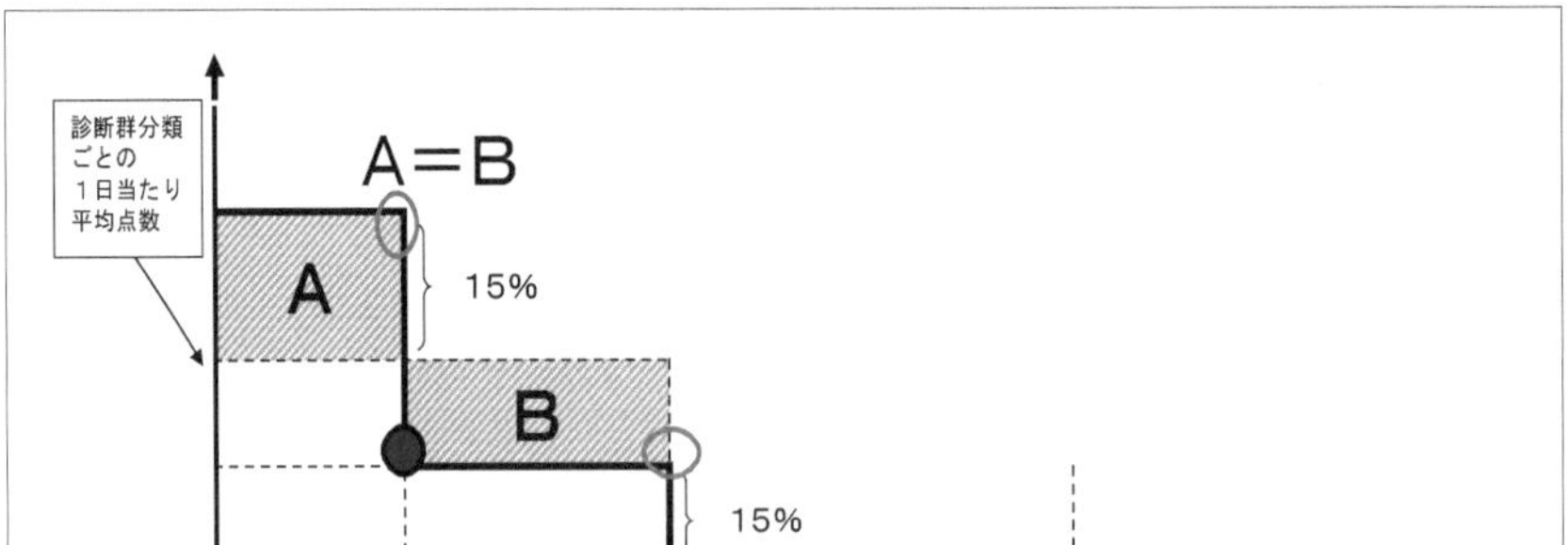

　この中で問題となるのが15％加算です。初期費用が多くかかることは自明ですが、それが15％加算ですむかどうかの検証が必要です。図表22にあるように、あるＤＰＣ対象患者の実点数と10、15、20％加算の比較です。理論的には、平均在院日数の25パーセンタイル値から平均在院日数までの点数については、平均在院日数まで入院した場合の一日当たり点数の平均点数が、一日当たり平均点数と等しくなるように設定されているので受け取る診療報酬額は同じになるのですが、実際には初期の集中的な薬物治療の金額が症例によって補填されきれていない場合が生じてしまいます。図表23は、がんの短期化学療法の点数／在院期間の例ですが、大きく乖離しています。一週間程度で集中的に治療している医療機関もあれば、60日を超える医療機関もあります。これが当時のがん短期化学療法の医療機関ごとの考え方の違いを反映したものと考えてよいと思います。

　これらを一つの診断群分類にしてしまうのは無理があります。これを是正するために当初は一部の抗がん剤を出来高にする措置がとられましたが、より改善す

**図表23　がんの短期化学療法の２分化**　（中医協資料）

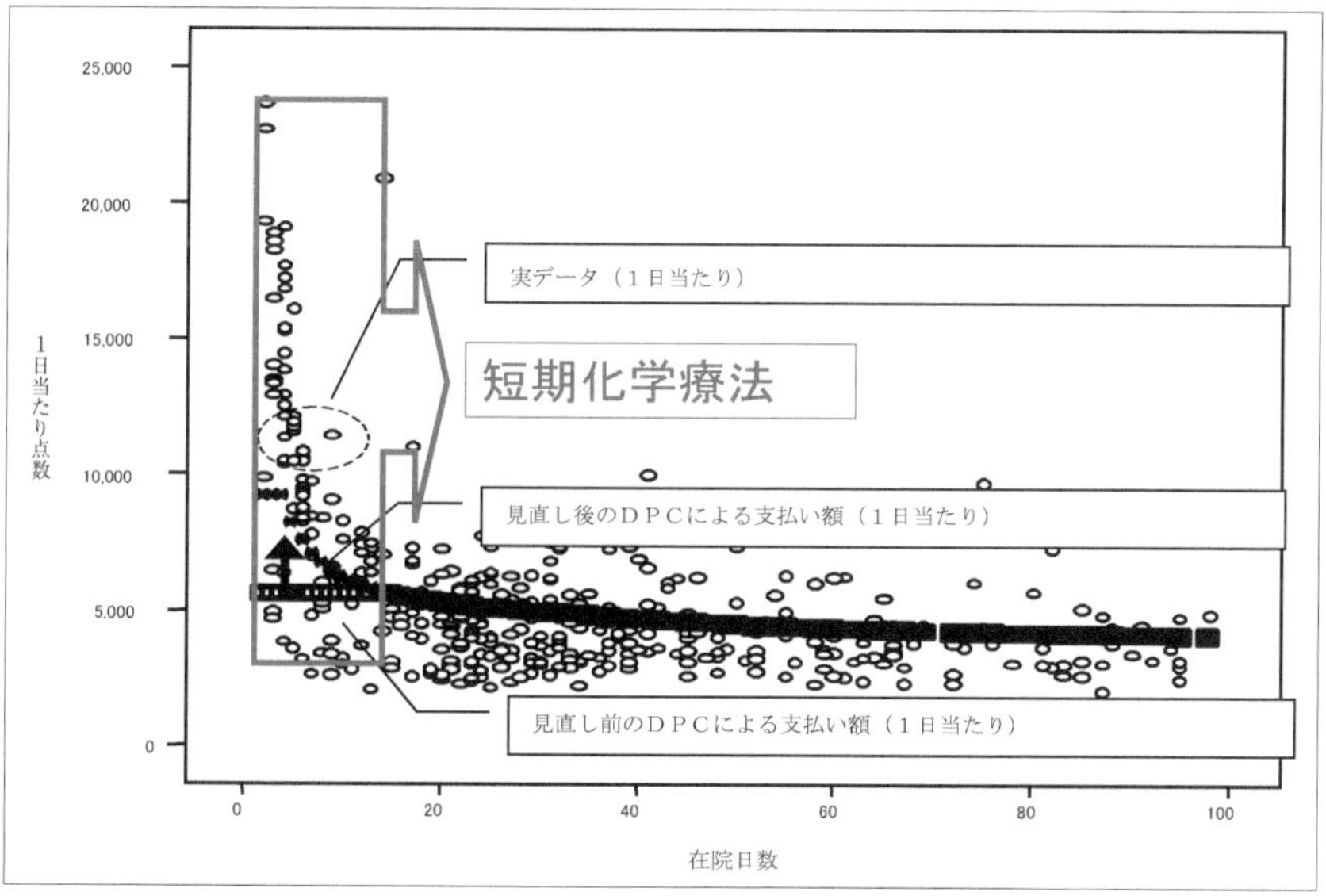

るために現在は後述する点数設定方式Ａ～Ｄが導入されています。

一方、何を包括するかについてはＤＲＧ試行が先行しており、その範囲と同一とすることで理解が得られました。しかし、包括されていない施行後に新たに加えられた新医薬品などは出来高とする必要があります。図表24に急性心筋梗塞と胃の悪性腫瘍の例を参考までに示してあります。

## 4　ＤＰＣの現在

今や一般病床の半分がＤＰＣ対象病床となっています（図表25）。

当初は約１０００病院程度を見込んでいましたが、最初は82特定機能病院等のみが対象でした。それは、ＤＰＣデータをつくることのできる医療機関や診療情報管理士が少なかったことと、包括を嫌う経営者が少なからずいたことによります。

入院診療報酬を考えるとき、従来は、病床区分別、

**図表24　具体的点数表**

診断群分類点数表（抜粋）

| 番号 | 診断群分類番号 | 傷病名 | 手術 | 処置1※ | 処置2※ | 副傷病 | 重症度等 | 入院期間（日）※ | | 点数（点） | | | 特定入院期間（日）※ |
|---|---|---|---|---|---|---|---|---|---|---|---|---|---|
| | | | | | | | | I | II | 入院期間I日未満 | 入院期間I日以上II日未満 | 入院期間II日以上 | |
| ⋮ | ⋮ | ⋮ | ⋮ | ⋮ | ⋮ | ⋮ | ⋮ | ⋮ | ⋮ | ⋮ | ⋮ | ⋮ | ⋮ |
| 475 | 0500303 x 010000 | 急性心筋梗塞、再発性心筋梗塞 | 経皮的冠動脈形成術 | なし | なし | なし | 初回手術 | 11 | 22 | 3,599 | 2,703 | 2,298 | 38 |
| 476 | 0500303 x 010001 | 急性心筋梗塞、再発性心筋梗塞 | 経皮的冠動脈形成術 | なし | なし | なし | 再手術 | 13 | 25 | 3,375 | 2,494 | 2,120 | 42 |
| ⋮ | ⋮ | ⋮ | ⋮ | ⋮ | ⋮ | ⋮ | ⋮ | ⋮ | ⋮ | ⋮ | ⋮ | ⋮ | ⋮ |
| 659 | 0600203 x 01000 x | 胃の悪性腫瘍 | 胃全摘術（腹腔鏡（補助）下によるものを含む。）悪性腫瘍手術 | なし | なし | なし | | 15 | 29 | 2,939 | 2,172 | 1,846 | 45 |
| 660 | 0600203 x 01001 x | 胃の悪性腫瘍 | 胃全摘術（腹腔鏡（補助）下によるものを含む。）悪性腫瘍手術 | なし | なし | あり | | 19 | 37 | 3,042 | 2,248 | 1,911 | 63 |
| ⋮ | ⋮ | ⋮ | ⋮ | ⋮ | ⋮ | ⋮ | ⋮ | ⋮ | ⋮ | ⋮ | ⋮ | ⋮ | ⋮ |

※　処置１は化学療法、放射線治療など。処置２は、血液浄化療法、血漿交換療法、中心静脈注射など。
※　入院期間Ｉは各診断群分類における在院日数の25パーセンタイル値。ただし、25パーセンタイル値が平均在院日数の２分の１を超える場合には、平均在院日数の２分の１の日。入院期間IIは平均在院日数＋１日。
※　特定入院期間とは、各診断群分類において、平均在院日数から標準偏差の二倍の日。

入院時医学管理料別にどう差別化するかという考え方でした。すなわち、患者個人個人への適切な報酬単価という考えではなく、病棟区分別報酬を基礎としていました。もともと医療法では一般病床、療養病床、精神病床、結核病床という区分であり、診療報酬体系とは大きく異なっており、どちらかと言うと廊下幅や患者一人当たり占有面積といった建築基準のような区分です。現在、ＤＰＣ以外で生じている問題、例えば精神科の救急治療病棟等における算定外患者の混在や対象と考えていた疾患以外の患者の報酬などの問題が生じてきていますが、その点、ＤＰＣは患者一人一人に対応した報酬体系なので、このような問題は生じてきません。

診療報酬の基本的な考え方は、医療の無駄を省き効率化し、より良い医療を推進していくことですが、ＤＰＣとて早期退院や再入院、あるいは粗診粗療などの問題が生じれば、万能ではないことは自明です。

これだけＤＰＣが増えてきた背景には、当然、ＤＰＣの方が経営上有利だからだと思います。外来は患者

**図表25　DPC病院・病床数**

| | DPC病院数 | DPC病床数 |
|---|---|---|
| 平成15年度 | 82 | 66,497 |
| 平成16年度 | 144 | 89,330 |
| 平成18年度 | 359 | 176,395 |
| 平成20年度 | 713 | 286,088 |
| 平成21年度 | 1,278 | 430,224 |
| 平成22年度 | 1,388 | 455,148 |
| 平成23年度 | 1,447 | 468,362 |
| 平成24年度 | 1,505 | 479,539 |
| 平成25年度 | 1,496 | 474,981 |
| 平成26年度 | 1,585 | 492,206 |
| 平成27年度 | 1,580 | 484,081 |
| 平成28年度 | 1,667 | 495,227 |
| 平成30年度 | 1,730 | 488,563 |

数が増えれば、それで収益は増加しますが、入院についてはベッド数が固定しているので入院単価を上げつつ、そこに内包する利益部分（薬価差や検査差益など）を増やさなければ収益は増加しません。基本的部分を包括しているＤＰＣの方が収益を増やすことが出来高より可能かもしれません。このことが、ＤＰＣがこれだけ増加している理由の一つです。

現在のＤＰＣは創設当時と比べると大きく変貌を遂げています。その理由の一つは、創設当時、医療機関ごとの診療報酬額の差が大きすぎて、「調整係数」を導入して激変緩和しないと対応できなかったことがあります。もう一つは、「治してなんぼ」の世界をつくるにしてもあまりにも診断群分類での差が大きかったことです。その後、この調整係数は基礎係数と機能評価係数へ置き換えられていきます（図表26）。

なお、後発医薬品係数および重症化係数は現在では廃止されています。

また、一日当たりの包括点数も①点数設定方式Ａ（一般的な診断群分類）、②点数設定方式Ｂ（入院初期の医療資源投入量が多い診断群分類）、③点数設定方

**図表26　医療機関別係数（平成30年４月）**

| | |
|---|---|
| 基礎係数 | 包括範囲の出来高との比較調整・補正のために導入。加えて臨床研修医数、手術実施件数、特定内科診療実績で評価 |
| 大学病院本院群 | 施設数　82　基礎係数　1.1293 |
| DPC特定病院群 | 施設数　155　基礎係数　1.0648 |
| DPC標準病院群 | 施設数　1,493　基礎係数　1.0314 |
| 機能評価係数Ⅰ | 医療機関の基本的な診療機能（看護基準、総合入院体制、栄養管理体制等） |
| 機能評価係数Ⅱ | 調整係数の置き換えに伴い、医療機関の診療実績等を踏まえた機能に基づく評価を行うため、平成22年度導入。平成26年度には後発医薬品係数、平成28年度には重症化係数が追加された。 |
| 保険診療係数 | 提出するデータの質や医療の透明化、保険診療の質的向上、医療の質的な向上を目指す取組みを評価 |
| 効率性係数 | 在院日数短縮の努力を評価 |
| 複雑性係数 | 一入院当たり医療資源投入の観点から見た患者構成への評価 |
| カバー率係数 | 様々な疾患に対応できる総合的な体制について評価 |
| 救急医療係数 | 救急医療において発生する診療と診断群分類点数表との乖離を評価 |
| 地域医療係数 | 体制評価指数；５疾病５事業における急性期入院医療への評価<br>定量評価指数；地域における医療機関の患者数のシェアを評価 |
| 激変緩和係数 | 診療報酬改定等に伴う推計診療報酬変動率が±２％を超えないよう補正する係数 |

式C（入院初期の医療資源投入量が少ない診断群分類）、④点数設定方式D（高額薬剤や手術等に係る診断群分類）の四つに分類されました。創設当時1860分類だった診断群分類数は、現在2462となっています（DPCコードは4296）。

DPC包括評価の基本構造（図表27）については、創設当時と変わりません。ただ、前述したように診断群分類のグループを4パターンに分けて評価している点と医療機関別係数の一つである基礎係数が変更された点が異なります。

四つの診断群分類グループの模式図を図表28に示します。

DPCは支払い以外にも医療の分析に使えます。その一例ですが、MDC[10]ごとにどのような疾患群が多くて、かつ費用がかかっているかを観察することが出来ます（図表29）。

さて、そうなるとDPC以外の一般病床とは一体、どのような病床なのか、という疑問が湧いてきます。

10 MDC：Major Diagnostic Category：主要診断群の略

**図表27　DPC包括評価の基本構造**

包括評価制度における診療報酬の額

○診療報酬＝包括評価部分＋出来高部分

| 包括評価部分 | 出来高部分 |
| --- | --- |
| 入院基本料、検査、画像診断、投薬、処置注射、薬剤・材料 | 手術、リハビリテーション精神科専門療法、薬剤・材料 |

（注）包括範囲点数＝
診断群分類ごとの1日当たり点数
（期間毎に逓減制により設定）
×　医療機関別係数
（機能評価係数＋調整係数）
×　入院日数

## 図表28　診断群分類グループ別包括評価

### 設定方法A　通常の場合

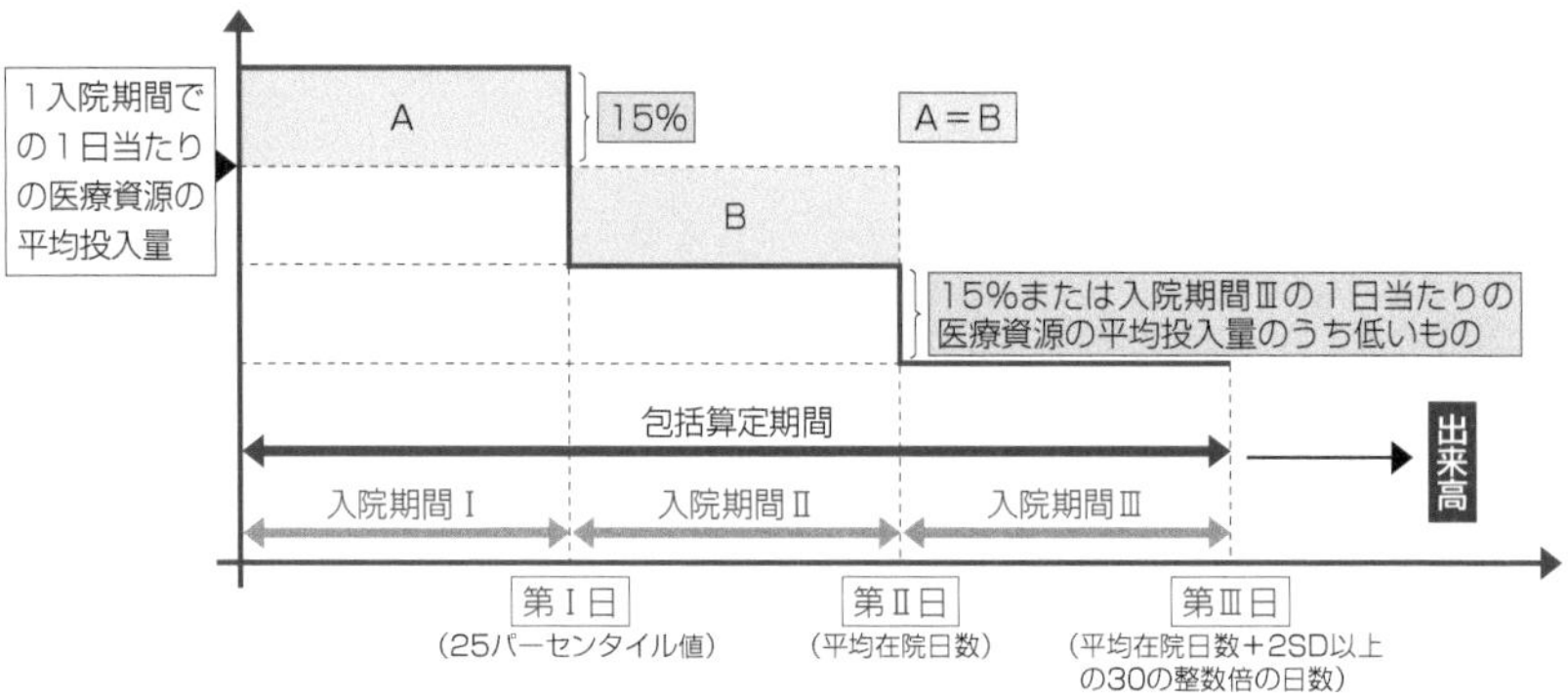


○　診断群分類の入院日数の25パーセンタイル値まで（入院期間Ⅰ）は，1入院期間の平均点数に15%加算し，平均在院日数を超えた日から前日の点数の85%または入院期間Ⅲの平均点数のうち低いもので算定。

### 設定方法B　入院初期の医療資源の投入量が非常に大きい場合

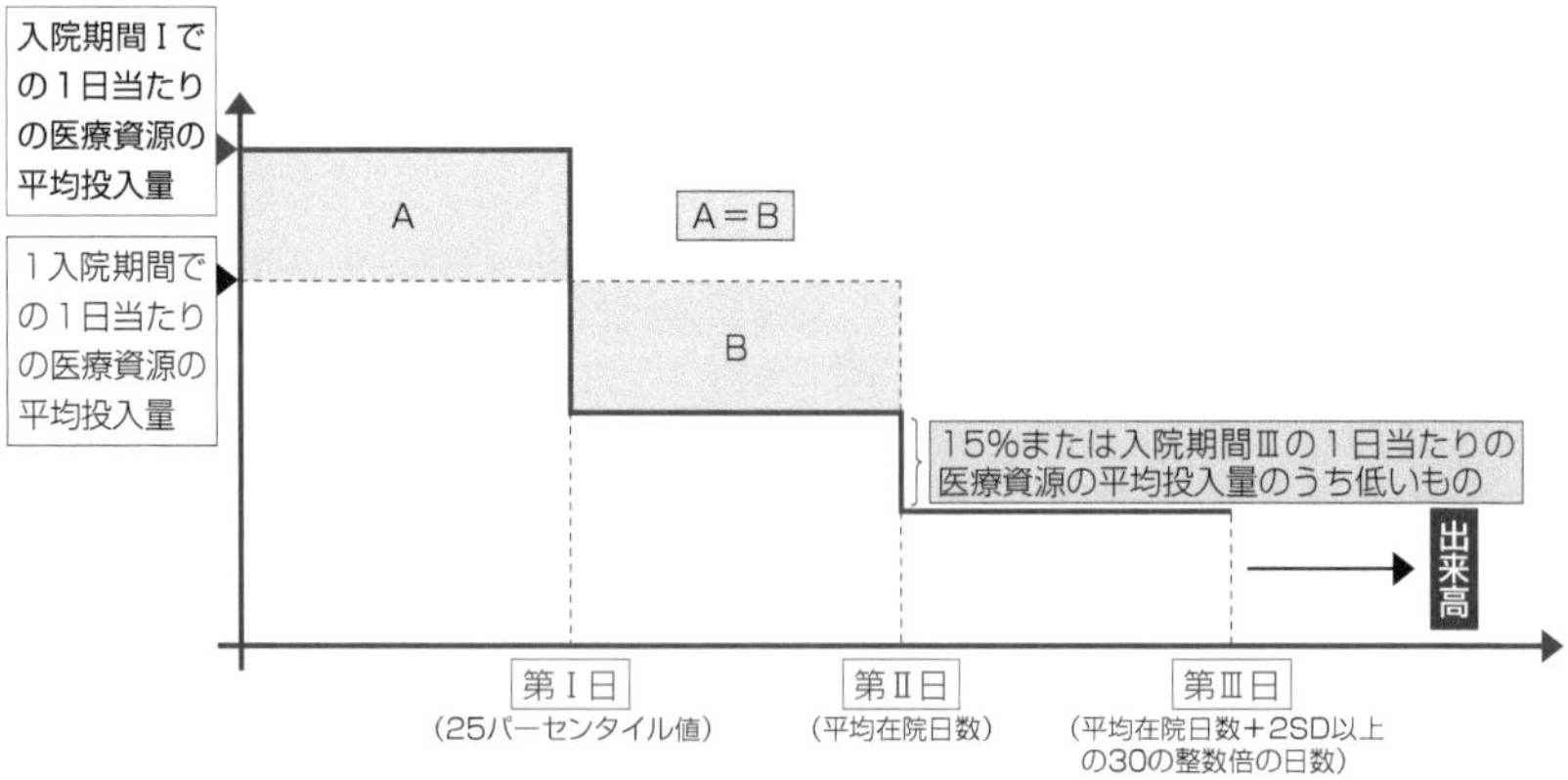


○　入院期間Ⅰは，入院期間Ⅰでの平均点数とし，平均在院日数を超えた日から前日の点数の85%または入院期間Ⅲの平均点数のうち低いもので算定。

## 設定方法C　入院初期の医療資源の投入量が小さい場合

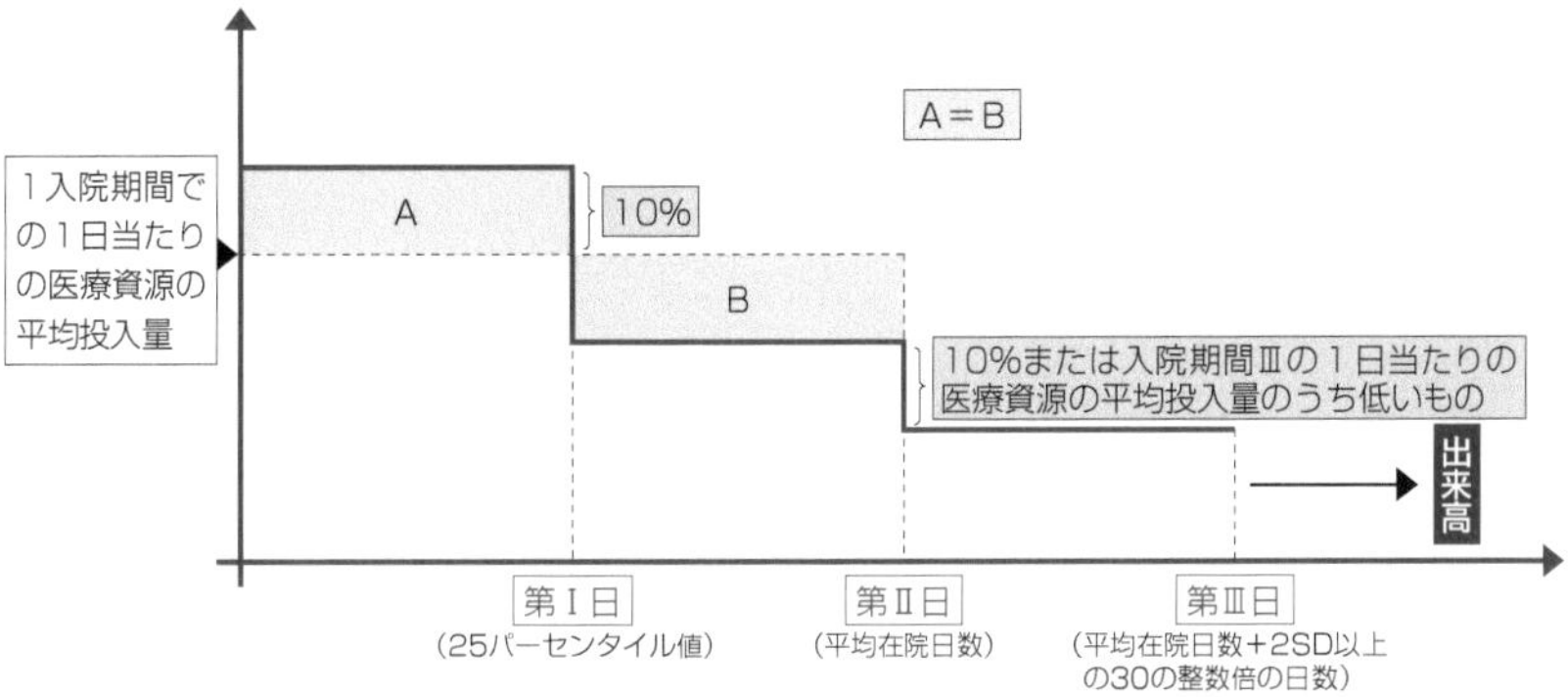


○　入院期間Ⅰは，1入院期間の平均点数に10%加算し，平均在院日数を超えた日から前日の点数の90%または入院期間Ⅲの平均点数のうち低いもので算定。

## 設定方法D　高額薬剤等にかかる診断群分類区分

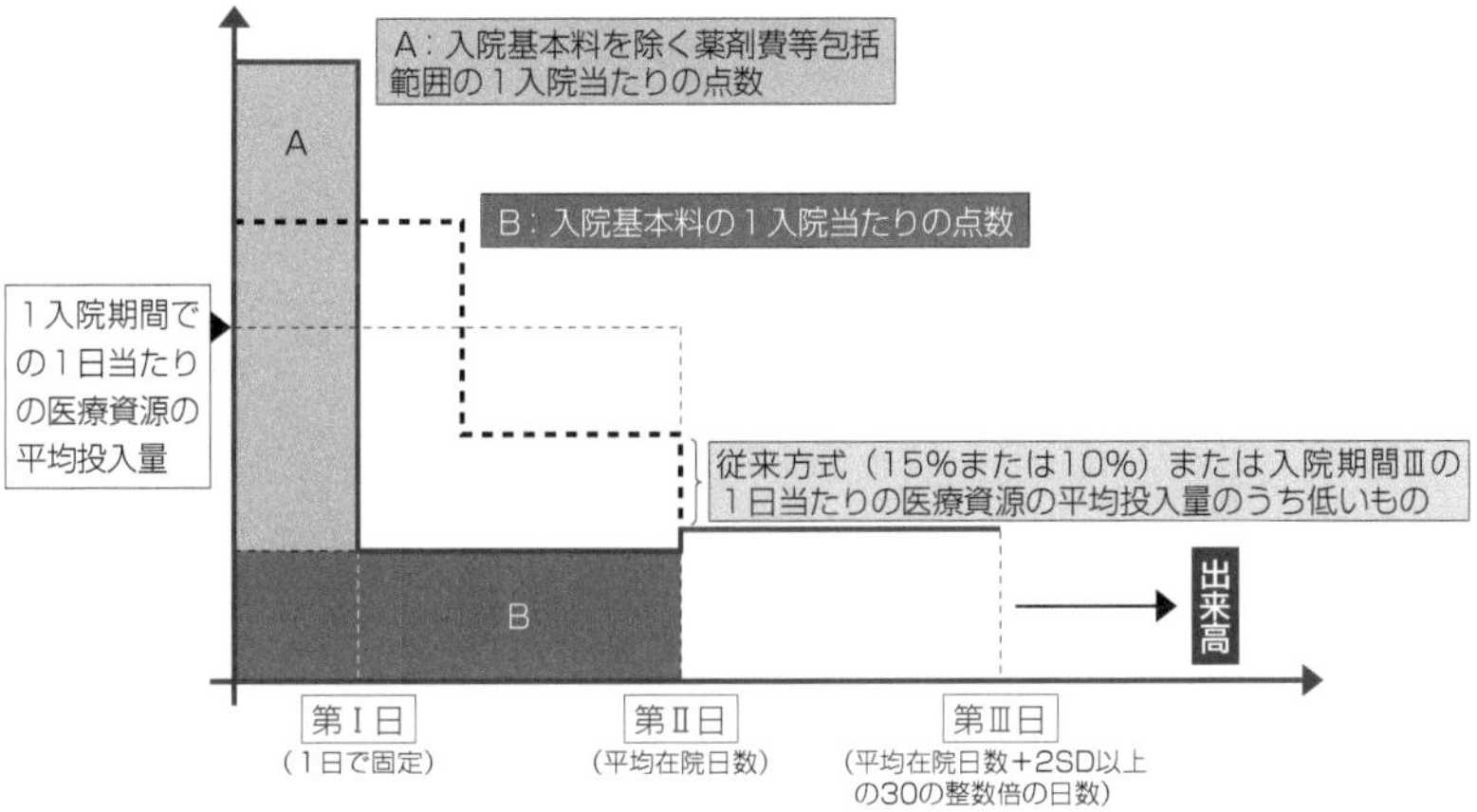


○　入院基本料を除く薬剤費等包括範囲の点数を入院期間Ⅰ（1日で固定）で算定し，平均在院日数までは入院基本料の1入院当たりの点数を算定。平均在院日数を超えた日から他の設定方法と同等の点数を算定。

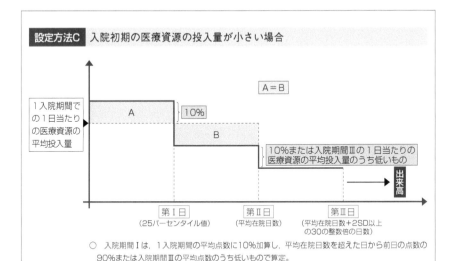

残る一般病床は回復期リハビリテーション病棟と亜急性期病床を除くと約29万8千床となります。この中には、整形外科や産婦人科、耳鼻科、眼科などの専門病院が含まれますが、専門病院以外の一般病院はどのような病院なのでしょうか。DPCに加入できない病院の多くは、DPCデータの抽出・管理が出来る体制を有していない病院であるかもしれません。DPCとは、診療行為を診断群分類別、合併症の有無別、処置や手術行為別等に細分化し、現在の診療報酬額を価格として設定し、それを統計的に処理分析したシステムです。それぞれの価格についても本来なら適正原価を計算して評価すべきでしょうが、残念ながら我が国にはそうした研究で利用できるものは少なかったこともあり、現在の診療報酬額を前提とした標準原価方式を採用したことは前述した通りです。いずれにしても、統計的に処理したグループには、それなりに一定の傾向を掴むことが可能であり、そこから逸脱するデータに対しては、その理由の精査が重要な意味を持ちます。筆者らが開始したときの大学病院データについても、その半分近くが逸脱データであり、病院側との打

**図表29　MDCごとのバブルチャート　（iRIMS Data）**

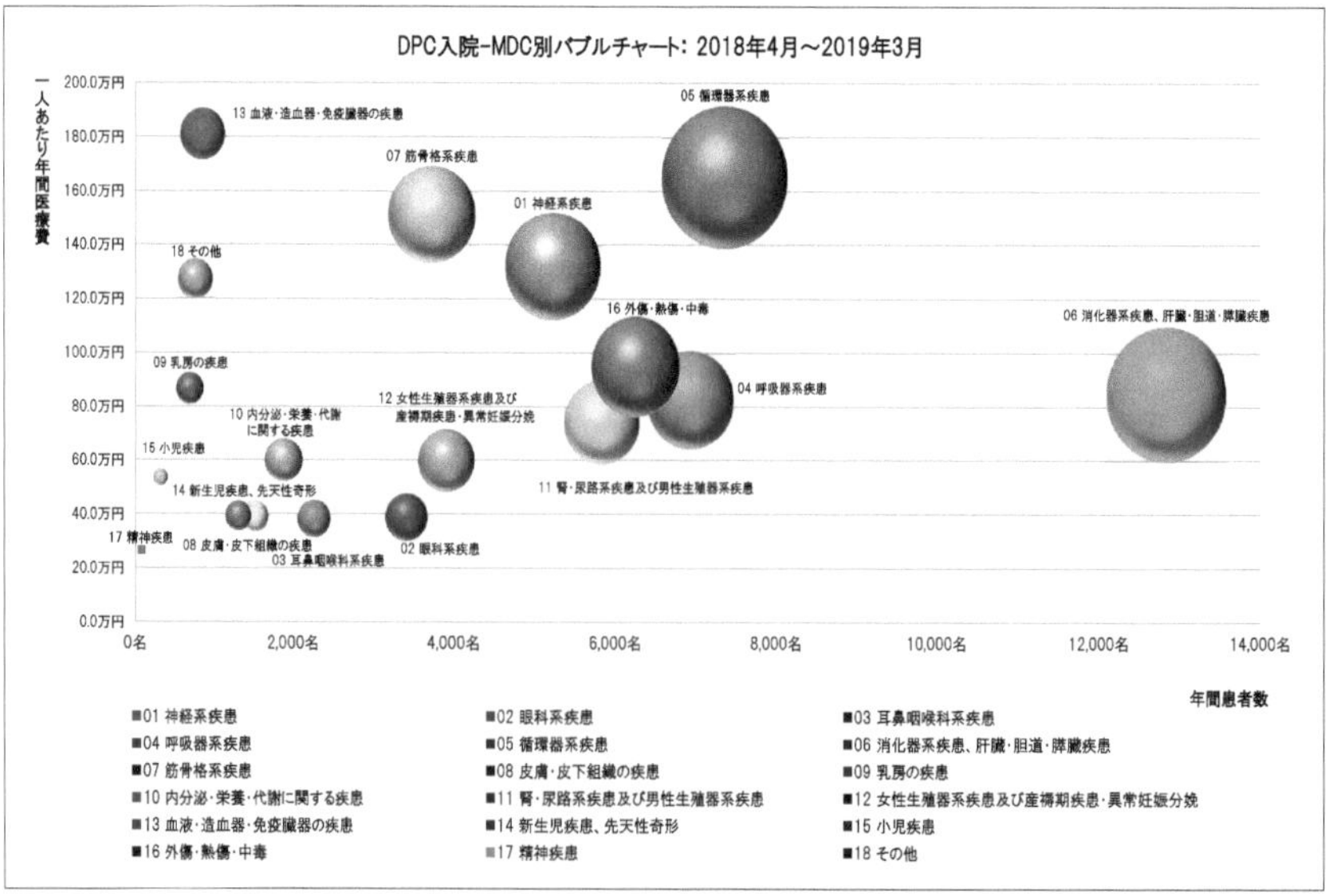

ち合わせを何度も行った記憶があります。それだけ、ＤＰＣデータの作成や抽出を常時行うためには診療情報管理士や理解ある臨床医師の存在が重要です。

図表30は、ある診断群分類の大学病院間のバラツキを見たもので、大きな差があることが分かります。術前検査やクリティカルパス導入前のデータなので、ほぼ自然体のデータで、どれが良いとか悪いとかではないと思います。患者の病態、医療機関の対応、リハビリ施設の有無などが関係しており、こうした比較が出来るようになったのもＤＰＣが導入されたことによります。

**図表30　大学病院データ比較**

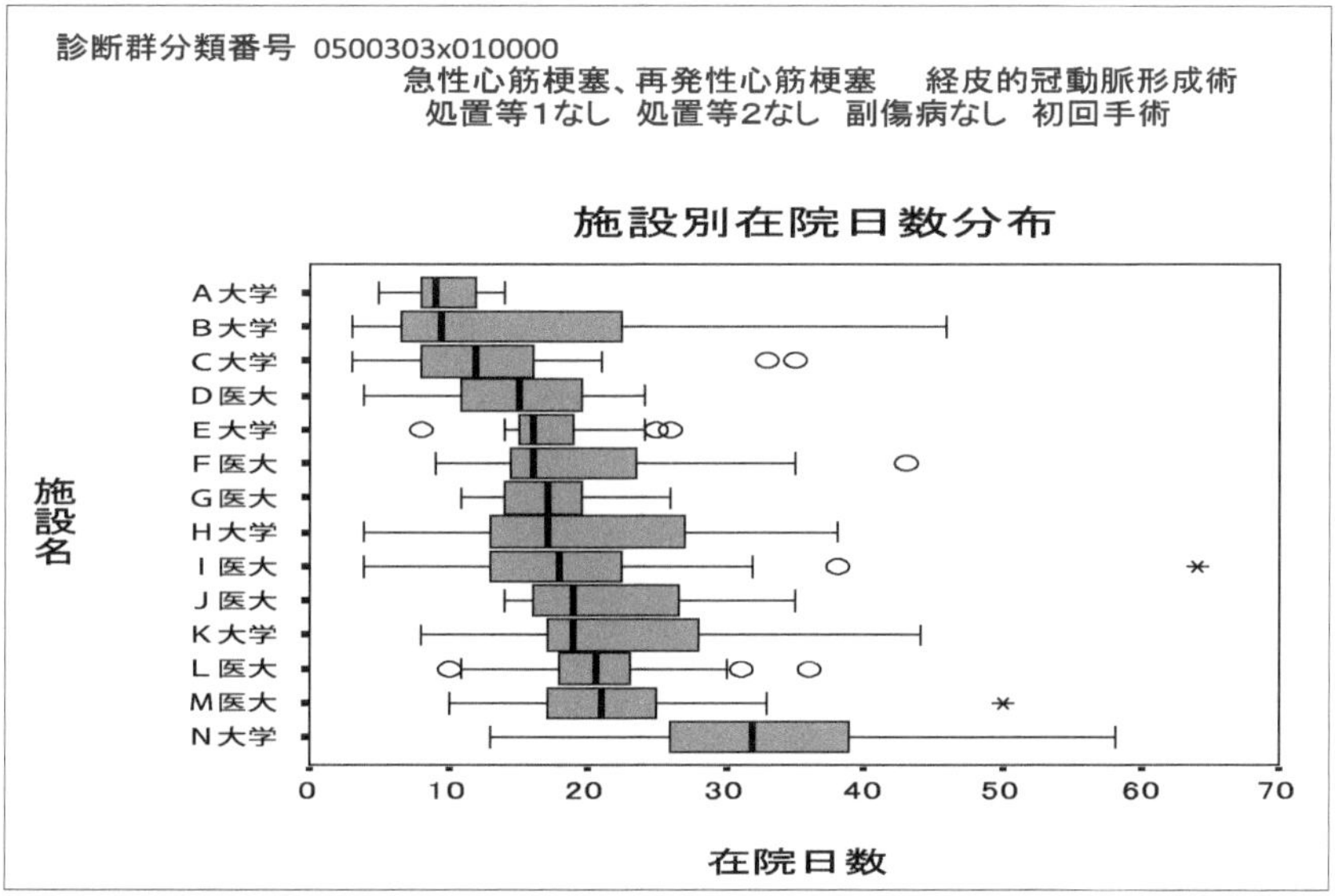

# 第3章

# 治療プロセスに沿った入院診療報酬体系の確立 ―「病院包括」から「地域包括」へ―

医療を提供する機関は、医療法で定められています。また、これらの機関で保険診療を実施できる機関は健康保険法で定められています。以前は自由診療だけを扱う医療機関も少なくなかったものの、現在では美容整形を行う医療機関以外はほとんど保険診療を行っています。

## 1 治療プロセスと診療報酬体系

一般病床を有する病院であっても、患者の病像や状態に応じてその機能は様々です。本来なら一度かかった病院で、同じ主治医のもとで退院まで診療してもらうことが患者にとっては一番幸せなことかもしれません。しかし、専門性が高くなった現在では、専門分野別に医療を提供することが一般的になってきています。つまり、脳出血の手術や急性期治療は、その専門のところで行い、急性期を脱した段階で、リハビリテーションが必要となった場合は別のリハビリテーションを専門とする病院で行います。あるいは、心臓急性発作の治療はその専門の急性期病院で集中治療を行い、急性期を脱すれば、基礎疾患である糖尿病や合併症治療は別の病院で行う、といった具合です。このことが良いかどうかは別にして、現在の医療提供体制はこのようになってきています。

初期診療を行う外来についても、ドイツやフランスなどでは、一般外来診療所やゲートキーパーと呼ばれる地区別担当医に患者はかかります。そして、その医師が専門医の受診を必要と認めた場合に、別の医療機関の専門医にかかることになりますが、我が国ではフリーアクセスのもとに、患者はどの医療機関にもかかることが出来ます。米国においてもキャピテーション制度（人頭払い制度）により、同様な一般医（ＰＣＰ：Primary Care Physician）と専門医との区分がなされており、一般医は専門医に患者を依頼するたびに収入が減る仕組みとなっているため、様々な医療事故等が生じている時期もありました。

さて、いずれにしても患者側では、最初の診療が重要で、入院診療報酬については、ＤＰＣの導入によって一応確立されたと考えて良いと思います。しかしながら、その後の医療、すなわち急性期後の医療、亜急性期医療、回復期の医療等の報酬や医療提供体制をどうするかという問題が残ります。

診療報酬を考えるとき、患者本位で患者の治療の流れに沿ったものでなければならないと思います。救急や急性期の治療は、あらゆる手段を用いて患者の命を助けることに集中しなければならないため、いちいち縫合糸を何本用いたかとか、どのような検査を何回したとか、点滴を何本使ったかなどという出来高的な算定要件を求めるのは間違いです。したがって、特定集中治療室管理料等として診療報酬も包括化されています。

## 2 ハイケアユニット、亜急性期入院料、回復期リハビリテーション病棟の登場

集中治療室での治療を終えた患者は、通常一般病棟に移されますが、患者によっては一般病棟よりも看護師数を多くして対応しなければならない場合があります。このようなケースに対応するためにハイケアユニットという入院料が考案されました（平成16年、図表31）。

ＩＣＵに入院している人が、いきなり一般病棟に移ってしまうと一般病棟よりもう少し人手がかかる部分が残るんですね。だから、ＩＣＵほどの人手や検査・モニター機器はいらないけども、一般病棟では薄すぎるとい

う、その中間をつなぐハイケアユニットを位置付けたほうが、治療がスムーズになるだろうという提案です。亜急性期型に関しては、平均在院日数の短縮が進んでいるので、それに伴って受け皿となる医療機関が必要になる。急性期病院での役割は終えたが、まだ入院治療が必要という一群の人がいて、その人達をケアするには療養型病床群では少し人手が少ない。そこに着目した形での亜急性期病棟、回復期病棟という提案です。（筆者、医療課長（当時））

患者の容態が落ち着いてきたところで、一般病棟に移されるか、もしくは退院して急性期病院ではない病院に移送されます。「急性期病院ではない病院」には、このような患者に対応できるところもあれば、できないところもあります。この中で「対応できる病院」は、「対応できない病院」よりも医師数、看護師数が多く配置されている病院で、このような医療を評価するために亜急性期病棟が考案されました（平成16年、図表32）。「亜急性期」の定義が不明確ではないか

**図表31　ハイケアユニット入院医療管理料の概要**

| |
|---|
| ①意識障害、急性心不全、ショック、大手術後、救急蘇生後等の患者を対象 |
| ②病院の一般病棟の治療室を単位として30床以下 |
| ③常時医師を配置し、４対１看護以上 |
| ④重症度、医療看護必要度基準を満たす患者が８割以上 |
| ⑤一般病棟の入院患者の平均在院日数が19日以内 |
| ⑥その他 |

等の議論があったものの、急性期から慢性期への患者の状態の変化に着目して、一応、亜急性期病棟入院医療管理料と命名されました。

一方、脳血管障害など、急性期集中治療を終えた患者の多くは、後遺障害の改善のためにリハビリテーションが必要で、このリハビリテーションも入院して行うことが必要な場合も少なくありません。こうした機能を評価するために回復期リハビリテーション病棟が考案されました（平成12年）。この病棟は、看護師数基準よりも理学療法士や作業療法士などの数基準を重視して集中的なリハビリテーションを行う病棟です。この病棟の発想は、四国のリハビリテーション専門病院を訪問したときに得たものです。そこでは、地域リハビリテーションの考え方をいち早く取り入れていて、地域に理学療法士が訪問リハビリテーションをしていました。このようなアクティビティを病棟にも取り入れられないかと考えたところから始まりました。回復期リハビリテーション病棟は、図表33のようにその後も増え続けています。

こうして、患者は病棟・病室間、病院・病院間の移

**図表32　亜急性期病棟入院医療管理料の概要**

| |
|---|
| ①亜急性期の患者を対象 |
| ②病院の一般病棟の病室を単位として、一般病床数の１割以下（病床数に応じて10～40床） |
| ③2.5対１以上の看護職員配置、在宅復帰支援担当者の配置 |
| ④診療記録の適切な管理体制、理学療法(Ⅰ)～(Ⅲ)のいずれかの届出 |
| ⑤退院患者の概ね６割以上が居宅等へ退院 |
| ⑥その他 |

動を終えて退院することになります。以上、述べてきたように、診療報酬は患者の治療の流れに沿ったものでなければならないのです。

図表34は当時の厚生労働省保険局が示した診療報酬体系のスキームです（平成16年 全日本病院協会の講演で使用したもの）。急性期医療の診療報酬はＤＰＣ、特定集中治療室管理料（ＩＣＵ）、一般病棟入院基本料、ハイケアユニット入院医療管理料が担当し、治療プロセスの観点から「亜急性期入院医療」というカテゴリーを作り、亜急性期ユニットと回復期リハビリテーション病棟が担当するという考え方です。さらに、慢性期医療は療養病床や認知症療養病棟が担当し、介護保険制度から給付されるという考え方です。

## 3 「病院包括」から「地域包括」へ

当時、全日本病院協会を中心に、これからの中小私的病院には、「地域一般病棟」という機能・概念が必要だと提案していました。内容は、軽症の急性疾患の

**図表33 回復期リハビリテーション病棟**

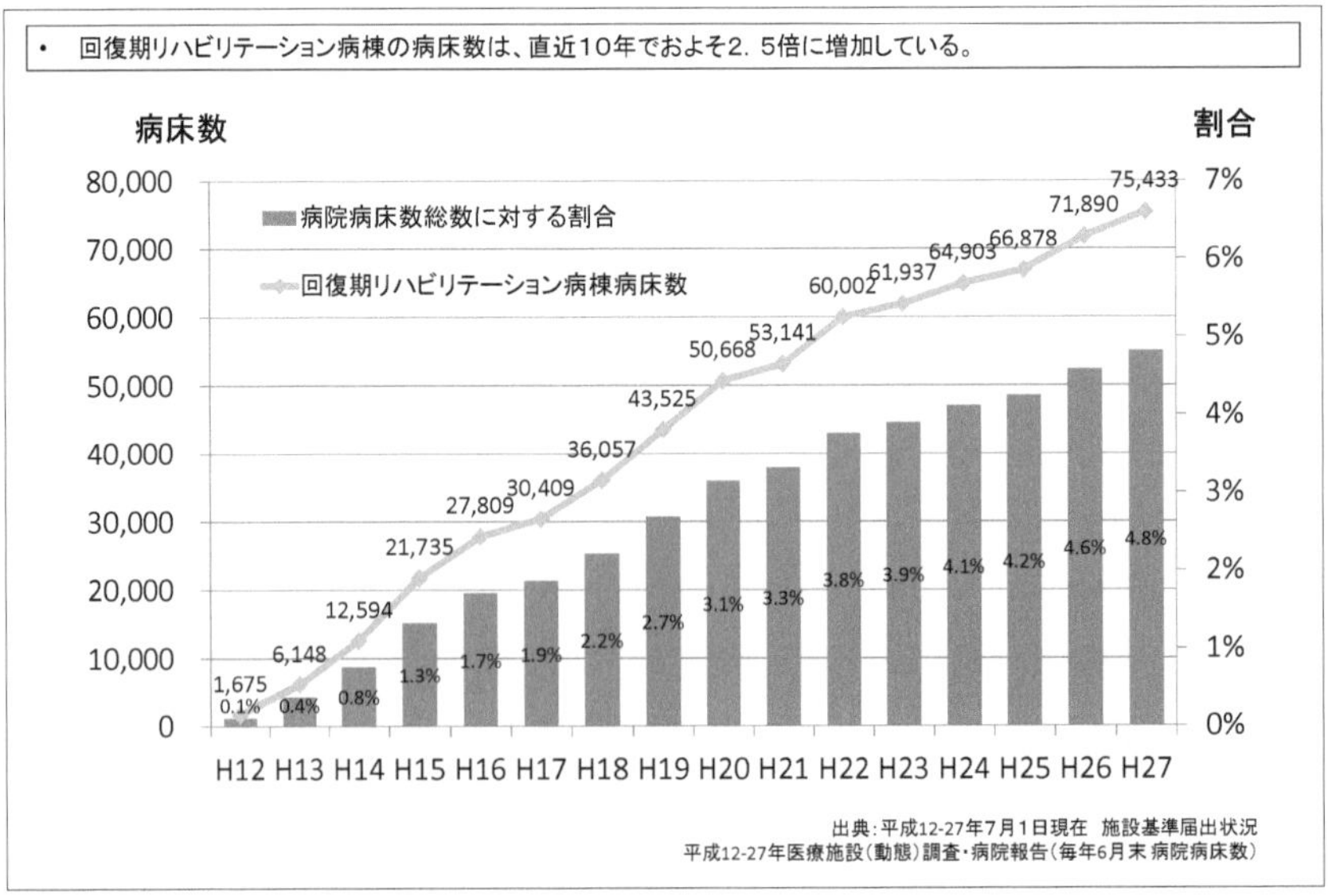

出典：平成12-27年7月1日現在 施設基準届出状況
平成12-27年医療施設（動態）調査・病院報告（毎年6月末 病院病床数）

患者や急性期病棟からの患者の受け入れ機能を担うものとされています。

このような患者の病態の変化に着目した診療報酬体系は病院を中心に組み立てられています。したがって、患者の治療を進めていくためには最適な体系ですが、一方では「地域」という視点が欠けています。つまり亜急性期後の様々な課題、例えば在宅復帰機能とか地域の介護資源を取り込んでいく機能とかが見えてきません。「病院包括」ではありますが「地域包括」にはなっていないと思います。亜急性期病棟に入院している患者は、在宅復帰を求めている人が多くいます。また、リハビリもするけれど、地域の診療所で糖尿病コントロールをしている人もいます。また、手術するほどではありませんが、急性増悪で再入院する人もいます。さらには、要介護認定を受けて、介護施設への入所を希望されている人もいます。そうした人の治療装置として亜急性期病棟は適切なのかという疑問が生じてきます。

地域包括ケアシステムについては、２０１３年（平成25年）３月に出された「地域包括ケア研究会」報告

図表34　診療報酬体系案（入院医療の最適化をめざして）（平成16年保険局作成）

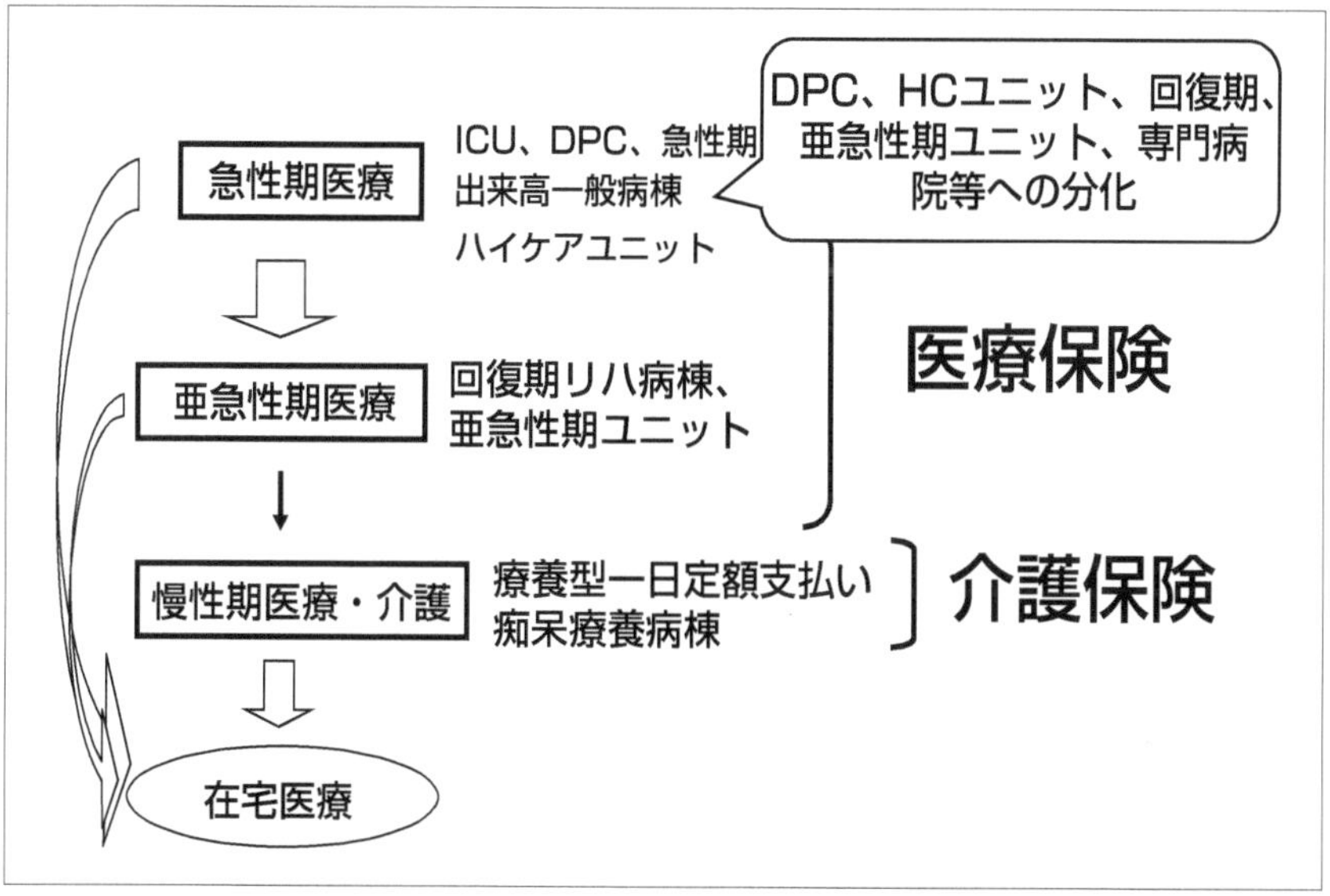

書にまとめられています。報告書では「介護」「医療」「予防」という専門的なサービスと、その前提としての「住まい」と「生活支援・福祉サービス」が相互に関係し、連携しながら在宅の生活を支えることを謳っています。

また、介護保険法においても第5条第3項に

「国及び地方公共団体は、被保険者が、可能な限り、住み慣れた地域でその有する能力に応じ自立した日常生活を営むことができるよう、保険給付に係る保健医療サービス及び福祉サービスに関する施策、要介護状態等となることの予防又は要介護状態等の軽減若しくは悪化の防止のための施策並びに地域における自立した日常生活の支援のための施策を、医療及び居住に関する施策との有機的な連携を図りつつ包括的に推進するよう努めなければならない」

とあります。

診療報酬については、その後の検討・議論を経て、亜急性期入院医療管理料が廃止され、より地域を重視した「地域包括ケア病棟入院料・地域包括ケア入院医療管理料」が制度化されました（平成26年）。

「今まではポストアキュートのイメージが大きかったと思います。それは引き続き機能の一つに位置付けられますが、高度急性期、急性期の病院に行くほどでないサブアキュートを診る機能、さらには在宅復帰支援、リハビリなどの機能を持たせた、いわゆる多機能病棟であり、一律の患者像があるわけではありません。」（宇都宮啓、医療課長（当時））

地域包括ケア病棟の概要は以下の通りです（図表35）。

このように、介護サービスを含む様々な算定要件が示されており、医療と介護の橋渡しの施設として重要なものとなりました。図表36にあるように２０１６年（平成28年）10月時点では５２４９２床に増加しています。

また、介護療養病床は介護保険から給付されていましたが、２００６年（平成18年）から数年かけて廃止することとなりました。その後、混乱が生じ現在でも介護療養病床は少なからず存在しています。

## 4　病床報酬か患者報酬か？

ＤＰＣを除く、あるいはＤＰＣが開始されるまでの入院の診療報酬は、①入院に必要なコスト、すなわち医師、看護師、薬剤師、栄養士等の診療やケアに伴う人件費、医薬品代・医療材料費、ＣＴやＭＲＩなどの検査費、食費および病院建設にかかる減価償却費等の積み上げ、②入院初期は高く設定し、長期になればなるほど点数が下がるという「期間別逓減制」評価、③

**図表35　地域包括ケア病棟入院料の概要**

| |
|---|
| 急性期治療を経過した患者および在宅において療養を行っている患者等の受け入れ並びに患者の在宅復帰支援等を行う機能を有し、地域包括ケアシステムを支える役割を担うもの |
| ①13対１看護以上 |
| ②重症度、医療・看護必要度Ⅰ基準を満たす患者が１割以上 |
| ③在宅復帰支援を担当する職員の配置 |
| ④常勤の理学療法士、作業療法士等が１名以上配置 |
| ⑤在宅等退院が７割以上、自宅等からの入院が１割以上 |
| ⑥訪問介護・看護・リハ等の介護サービス事業所の設置（同一敷地内） |
| ⑦その他 |

手間ひまを評価する個別の加算および減算、に区分され体系化されていました。

一方、これらに加えて、医療の機能・性格別に対する評価軸があります。すなわち、総合入院体制加算や臨床研修病院入院診療加算、地域医療支援病院入院診療加算などです。これらの考え方を整理すると、診療報酬が評価する単位として、①病院単位、②病棟単位、③病室単位（ＩＣＵ等）、④患者単位に分けられます。また、病床区分としては、医療法において①一般病床、②療養病床、③精神病床、④結核病床、⑤感染症病床に区分されています。こうした区分に対する現在の診療報酬上の評価は図表37の通りです。

従前の入院時医学管理料や入院環境料などは、現在では入院基本料として包括されていますが、この包括手法は、入院患者に対する日々の医師の診察や血圧測定などの限定された検査、減価償却費などが含まれています。

ここで支払方式の歴史を振り返ってみます。そもそも診療報酬は、保険医（保険歯科医）の行う診療行為

**図表36　地域包括ケア病棟入院料の届出病床数の推移**

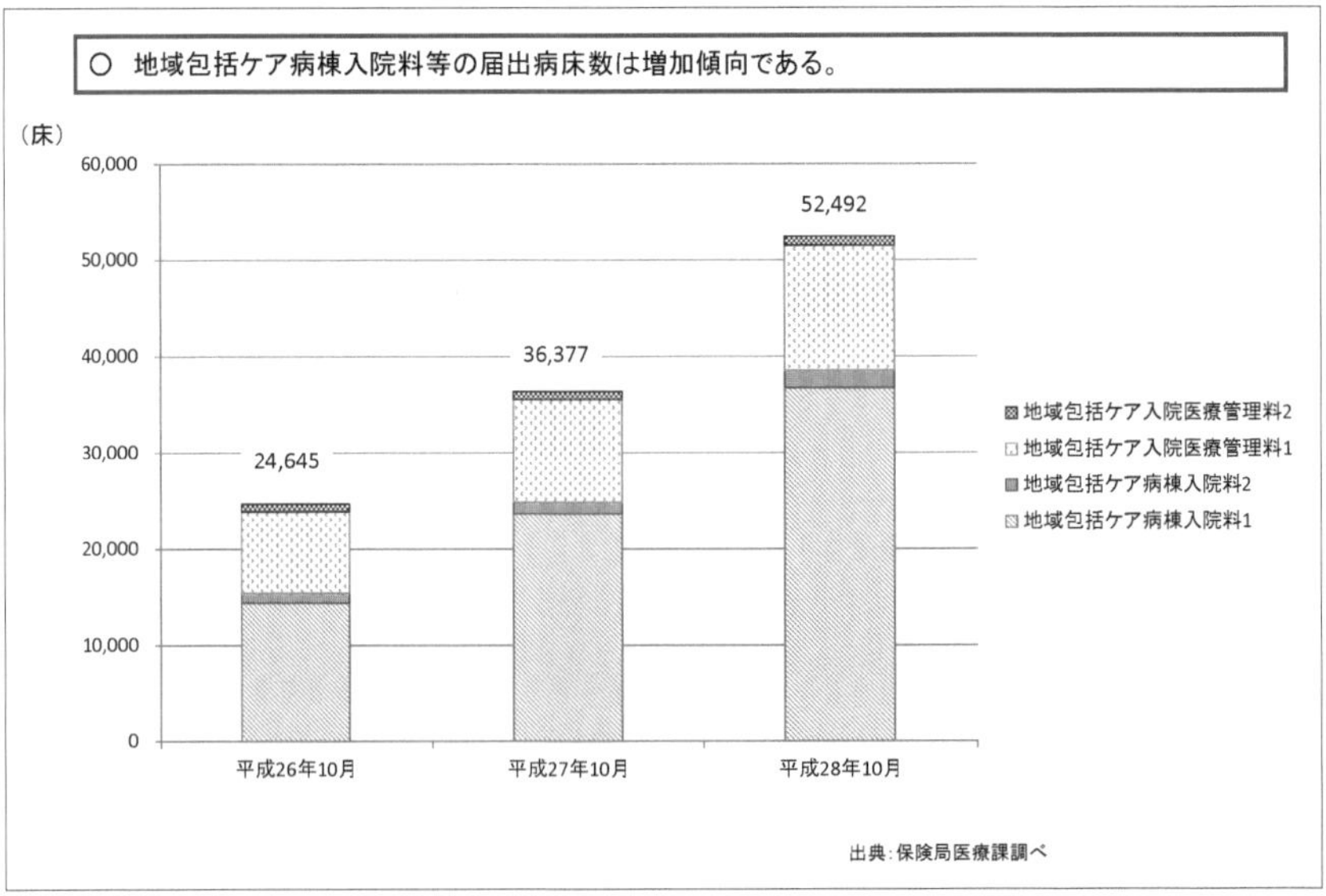

**図表37　診療報酬別の病棟体系**

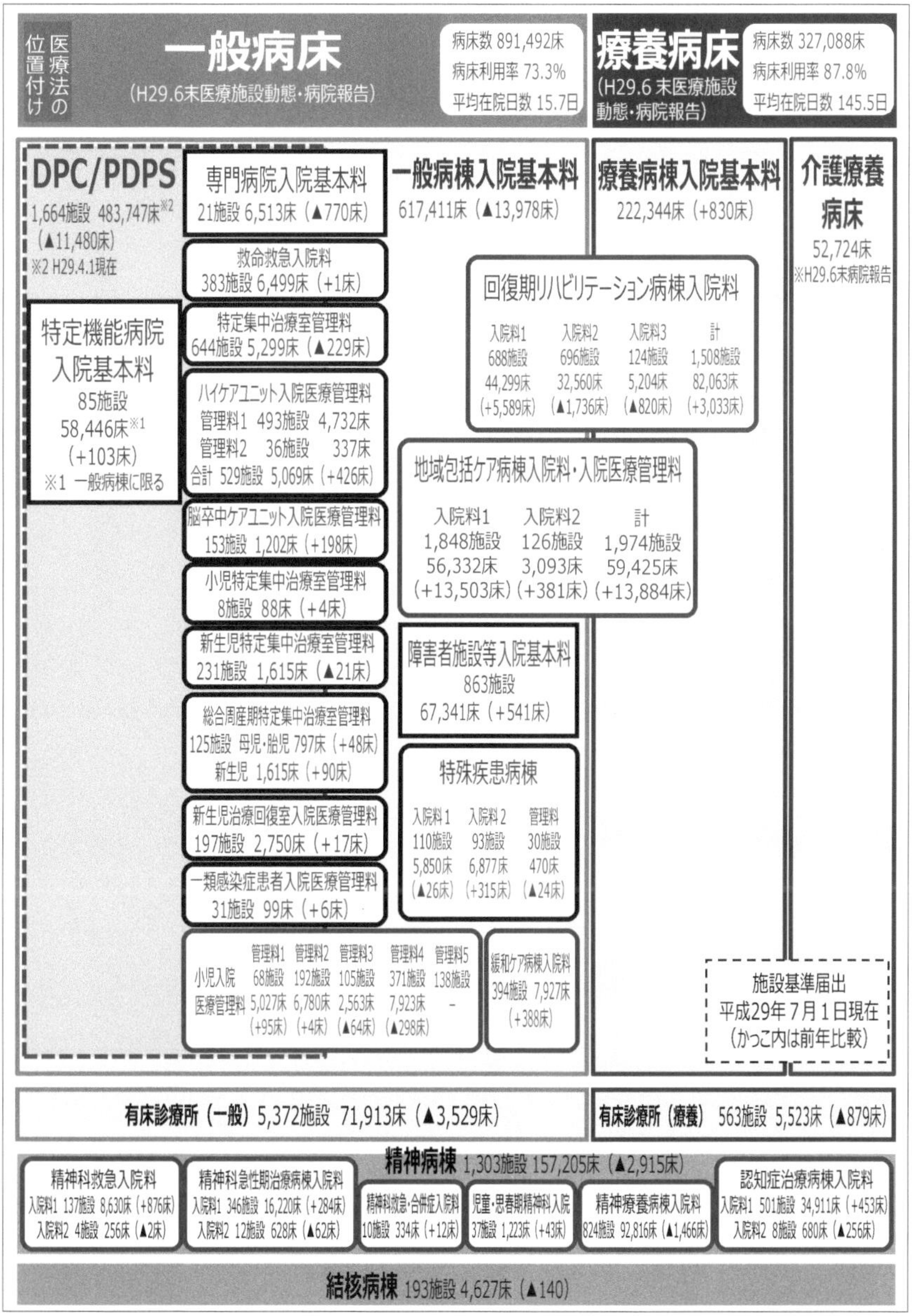

に対する経済的対価（報酬）と定義でき[11]、健康保険法の全面施行と同時に始まっています（１９２７年（昭和2年））。制度面では、発足当時は、いわゆる団体請け負い方式で、社会保険庁長官と日本医師会との間での支払方式でした。現在のように保険医療機関が保険者から支払いを受ける方式となったのは、１９４３年（昭和18年）からで、その後の主な変遷を図表38に示しています。

診療報酬体系は、医師が自由に決められるものでもなく、また、支払い者である健保組合や政府が、あるいは利用者である患者が決められるものでもありません。最終的には、厚生労働省告示という形で政府が決定しますが、これが関係者に納得（満足ではない）されない限り決定はできません。この数年間の主要な論点は、一つは「出来高かマルメか」という切り口で、もう一つは「医療の質の向上」という切り口です。その一方で、入院期間をなるべく短くするべきであると

11 近年では、保険医以外にも訪問看護師や訪問薬剤師も診療報酬上評価している

**図表38　支払方式等の歴史**

| | |
|---|---|
| 1922年（大正11年） | 健康保険法公布 |
| 1923年（大正12年） | 関東大震災 |
| | 日本医師会設立（会長北里柴三郎） |
| 1926年（大正15年） | 日本医師会、政府と政府管掌健康保険の診療契約締結（被保険者一人につき一定年額を定めて月割りで払う人頭割請負方式） |
| 1927年（昭和２年） | 健康保険法施行 |
| 1938年（昭和13年） | 厚生省、内務省から分離、設置 |
| | 国民健康保険法公布（市町村の任意加入） |
| 1941年（昭和16年） | 太平洋戦争 |
| 1943年（昭和18年） | 健康保険組合連合会（健保連）の設立 |
| 1944年（昭和19年） | 社会保険診療報酬算定協議会の設置 |
| 1946年（昭和21年） | 医務局長東龍太郎、予防局長浜野規矩雄、公衆衛生局長三木行治 |
| 1948年（昭和23年） | 社会保険診療報酬支払基金の設立 |
| 1950年（昭和25年） | 中央社会保険医療協議会（旧中医協）の設置 |
| | 薬価基準の制定 |
| 1957年（昭和32年） | 初診時100円負担 |
| 1958年（昭和33年） | 甲乙表実施（甲表は薬代を除いた点数表。乙表は薬代を包括した点数表で医師会が採用） |
| 1967年（昭和42年） | 初診時200円負担 |
| 1973年（昭和48年） | 老人医療費の無料化実施 |
| 1982年（昭和57年） | 老人保健法が成立 |

の論点もあります。

前者は、出来高悪論で、医師の自由にまかせておくと、医療費は天井知らずになるのではないかと危惧する考え方です。確かに、ある大学でレントゲン写真を毎日撮影していた事例がありました。そのときの医師の言い分は、「診断やその経過を追跡するのに必要だから」という返答でしたが、こうした考え方は専門的に見て、必要であるとの判断はできないということで査定されました。これらは検査だけではなく投薬などにも見られます。そのために支払基金が創設され、また、保険者が医師の診療行為を査定するという形で第三者評価することになっています。一方、マルメについては、粗診粗療、すなわち利益を増やそうとして手抜き医療を行うことが起こるのではないかという批判があります。そうした中で、登場したのが老人病棟のマルメで、これが劇的に老人医療を変化させたことは前述したようにつとに有名です。

さて、診療報酬の額の決定は、最近では2年に一回改定が行われてきています。図表39はここ数年の改定率です。

**図表39　診療報酬改定率の変遷**

| 診療報酬と薬価基準の改定状況 | | | | |
|---|---|---|---|---|
| 年度 | 診療報酬改定 | | 薬価改定等 | ネット |
| | 改定率 | 各科改定率 | 引き上げ率（医療費ベース） | |
| 14年度 | ▲1.3% | 医科 ▲1.3%<br>歯科 ▲1.3%<br>調剤 ▲1.3% | ▲1.3%<br>（材料▲0.1%） | ▲2.7% |
| 16年度 | ±０% | 医科　±0%<br>歯科　±0%<br>調剤　±0% | ▲0.9%<br>（材料▲0.1%） | ▲1.0% |
| 18年度 | ▲1.36% | 医科 ▲1.5%<br>歯科 ▲1.5%<br>調剤 ▲0.6% | ▲1.6%<br>（材料▲0.2%） | ▲3.16% |
| 20年度 | +0.38% | 医科+0.42%<br>歯科+0.42%<br>調剤+0.17% | ▲1.1%<br>（材料▲0.1%） | ▲0.82% |
| 22年度 | +1.55% | 医科+1.74%<br>歯科+2.09%<br>調剤+0.52% | ▲1.23%<br>（材料▲0.13%） | +0.19% |
| 24年度 | +1.379% | 医科+1.55%<br>歯科+1.70%<br>調剤+0.46% | ▲1.26%<br>（材料▲0.12%） | +0.004% |
| 26年度 | +0.73% | 医科+0.82%<br>歯科+0.99%<br>調剤+0.22% | ▲0.58%<br>（材料▲0.05%） | +0.1% |
| 28年度 | +0.49% | 医科+0.56%<br>歯科+0.61%<br>調剤+0.17% | ▲1.22%<br>（材料▲0.11%） | ▲0.84% |
| 30年度 | +0.55% | 医科+0.63%<br>歯科+0.69%<br>調剤+0.19% | ▲1.65%<br>（材料▲0.09%） | ▲1.19% |

改定率は、当該年度の予算編成の大きな目玉であり、例年12月の次年度予算にかかる閣議で決定されます。平成元年度と平成9年度は消費税に関連した臨時の改定で、医療費のうち消費税がかかる医薬品や医療材料などの価格に消費税分を上乗せしています。従来、診療報酬改定は、薬価や材料価格を引き下げて浮いた財源を投入してきています。表を見て分かるように、引き下げた薬価（医療費ベース）と診療報酬の上げ幅の差をネットと呼んでいます。つまり、ネットがプラスである意味は、診療報酬改定によっても翌年の医療費が増加することを意味します。医療費が増加する要因は、改定のほかに高齢者人口増による受診者増によるもの、あるいは医療技術の普及や看護基準の上位へのシフトによるものなどがあります。

## 5 精神科入院医療診療報酬体系の流れ

現在の精神科入院患者の実態は図表40の通りです。この15年間で入院患者数は4万人減少しています。特に統合失調症患者は4・8万人もの減少、逆に認知症は1・6万人の増加となっています。これに伴って精神病床数も2万床減少しています。

さらに、今後の精神科医療全体に与える影響の一つとして考慮しなければならないことが、入院患者の高齢化です。２０１４年（平成26年）時点で精神科病院には8・5万人の75歳以上の後期高齢患者が、7・2万人の65歳以上の前期高齢患者が入院しています。合計して15・7万人に達しています。したがって、精神科病院において合併症管理や看取りなどの重要性がさらに増してくると同時に、空床が増えてくることによる経営問題が生じてくると考えられます。

さて、精神科入院医療の診療報酬体系は、従来から一般病床と同じ体系、すなわち看護師数別、入院期間別、一日定額制の精神科入院料に、出来高の精神科専門療法や薬物療法を加えた報酬体系でした。しかし、入院期間別設定が長期入院を助長するのではないか、また、精神科医療の急性期治療にかかる手間ひまの評価が報酬上低いのではないか、との指摘がされていました。また、向精神薬の開発、普及により以前にも増して早期介入、早期治療が必要となってきました。この早期治療については、医師、看護師、精神保健福祉士、薬剤師、作業療法士等の多くの職種がチームとなって取り組まなければ良い結果は生まれません。このような視点から、新たに精神科急性期治療病棟入院料が平成8年改定で創設されました。この評価は、これまでの精神科入院基本料よりも点数が高く設定され、その代わりに3カ月までという一日定額・期限付きの設定とされました。

その後、精神科入院医療の診療報酬体系の改革は、以下の視点で行われてきています。

① 長期入院の是正
② 急性期医療の評価
③ 入院患者の高齢化と認知症疾患への対応および合併症対応

### 図表40　精神病床数及び精神病床における入院患者数の推移

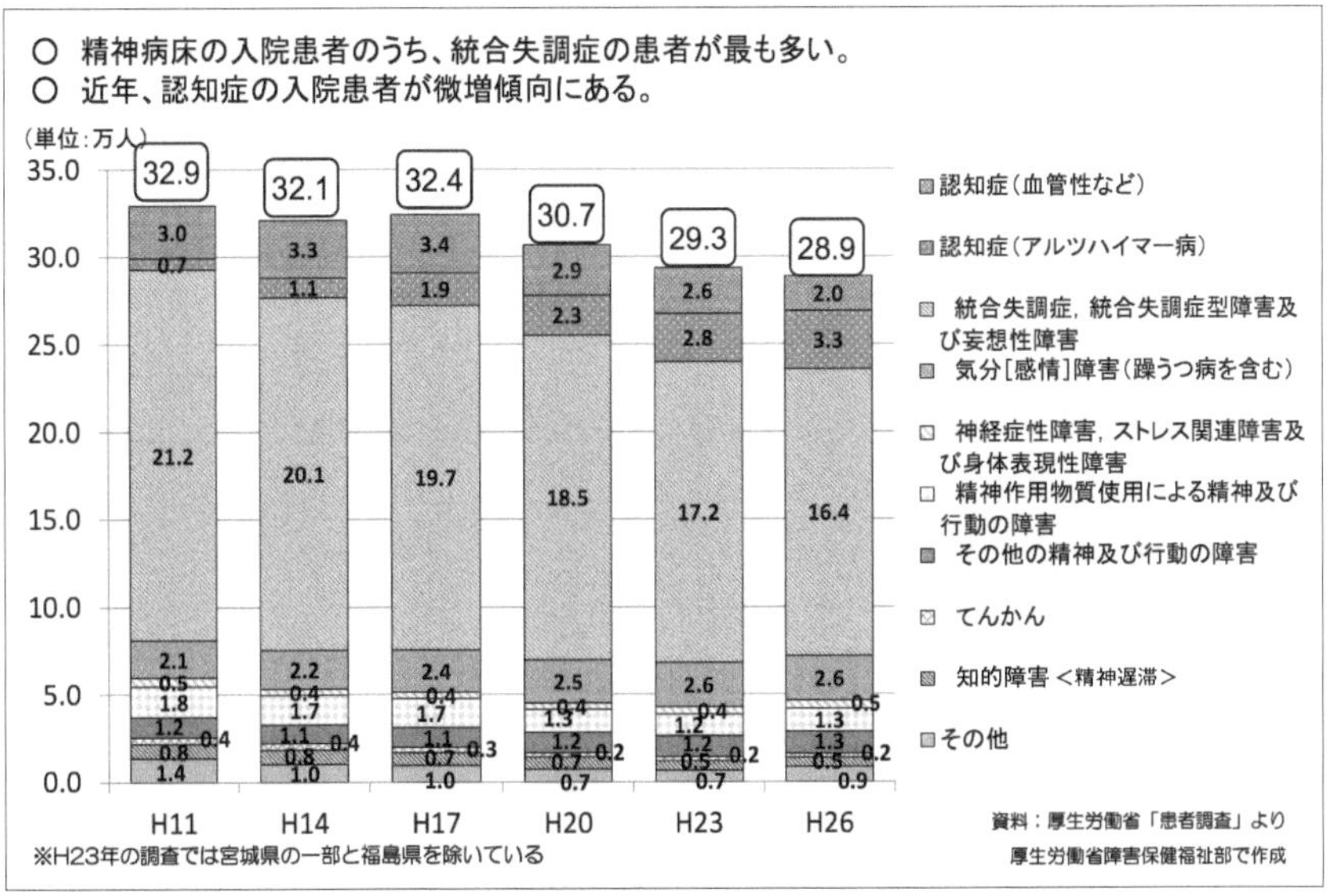

④　新しい向精神薬の評価
⑤　多職種連携によるチーム医療の評価
⑥　外来・在宅医療の強化

長期入院の是正と急性期医療の評価については、上記の通り、まず急性期医療をしっかり行うことが一連の治療を成功させるためにも最も重要であることから、診療報酬上も一部包括しながらも手厚くしてきています（精神科急性期治療病棟ならびに精神科救急入院料（平成14年導入））。精神科急性期にもＤＰＣ的な手法を応用することも当然考えられますが、精神科救急入院料は、すでに対象疾患・状態を七つに限定しています。つまり、

①　症状性を含む器質性精神障害（精神疾患を有する状態に限り、単なる認知症の症状を除く）
②　精神作用物質使用による精神および行動の障害（アルコール依存症にあっては単なる酩酊状態であるものを除く）
③　統合失調症、統合失調型障害および妄想性障害
④　気分（感情）障害
⑤　神経症性障害、ストレス関連障害および身体表現性障害（自殺・自傷行為および栄養障害・脱水等の生命的危険を伴う状態に限る）
⑥　成人の人格および行動の障害（精神疾患を有する状態に限る）
⑦　知的障害（精神疾患を有する状態に限る）

と規定されており、ＤＰＣと比較するとDiagnosisは規定されていますが、Procedureすなわち治療方法が規定されていないＤＰＣの亜型と考えても良いと思います。

さて、急性期医療の説明をしてきましたが、それだけでは退院促進、地域移行は進みません。入口だけではな

く、出口戦略も考える必要があります。病院にＰＳＷ等を配置した退院支援部署を設置し、かつ、病棟専従の精神保健福祉士を配置し地域移行を進める体制を評価しています（退院調整加算（平成24年導入）、精神保健福祉士配置加算（平成26年導入））。また、選択している入院料にも在宅復帰条件を付加しました。平成27年時点では、精神科救急入院料算定病床数は、７２４０床、精神科急性期治療病棟入院料病床数が１４６８１床と増加してきています。

精神科の慢性期の診療報酬点数については、病院間、入院期間において大きな差は見出せません。ということは、請求事務の簡素化の観点から包括化も可能であり、平成６年に「精神療養病棟」が創設されました。平成27年７月１日時点では９３８７６床に及んでいます。この包括点数の問題点としては、ＤＰＣと同じように新薬の評価が不十分であることです。すなわち、改定後に上市された医薬品で高額のものについては、採算の面から使用を控える傾向にあることです。平成16年改定では「包括点数の是正」という観点から非定型抗精神病薬の一部を出来高としました。

認知症については、①早期の鑑別診断の重要性、②抗認知症薬の早期投与、③社会参加、余暇活動等への参加により認知機能の低下を予防、④早期に診断することによる家族の負担の軽減、の四つの視点から対策を考えることが重要です。

第4章
老人診療報酬と介護報酬

## 1 老人診療報酬

昭和30年代からの高度経済成長を背景に、国民皆保険制度の実現や老人医療費無料化などの施策が相次ぎました。しかし、これらの措置によって必要以上の投薬・点滴や検査などが行われ、その医療費の増大は看過できない状態になりました。そこで10年続いた老人医療費無料化制度を改め、新たに老人の一部負担金を定めた老人保健制度が１９８３年（昭和58年）に創設されました（図表41）。

この中で老人診療報酬の基本的な考え方については、次のように示されました。

「老人はまず病気にかかりやすいし、高血圧や心臓病など慢性化しやすい。それから機能障害を起

**図表41　老人保健法の概要**

| | |
|---|---|
| 対象者 | 70歳以上の者および65歳以上70歳未満の一定の障害者 |
| 経営主体 | 市町村 |
| 事業内容 | (1)医　　療：老人診療報酬によるサービスの提供<br>(2)保健事業：健康手帳の交付、健康教育、健康相談、健康診査<br>(3)リハビリ：機能訓練、介護老人保健施設<br>(4)在　　宅：訪問指導、1991年からは訪問看護ステーション |

こしやすい。そうしたいわゆる老人の心身の特性を踏まえて老人医療費の現状をみると、入院へ大きく比重が置かれている。もう一つは投薬、注射、検査に偏っている傾向がある。そういう前提というか現状認識の上にたって、老人の診療報酬をどのように設定していくかということをいろいろ検討されたわけです。すると入院医療から在宅医療へ転換をはかっていく必要があるという点が一つある。さらに、老人の心の問題について日常生活なり家庭環境を重視して指導を行う必要があるのではないか。もう一つは入院期間の短縮をはかって地域や家庭での在宅医療を促進していく。また、老人医療費の適正化・効率化ということもあります。そうしたことを基本的な考え方としたわけです」（谷修一、公衆衛生局老人保健課長（当時））

こうした基本的な考え方をもとにして、「老人特掲診療料」が創設されました。その概要は、①入院時医学管理料の逓減制の強化（4区分から6区分へ）、②点滴注射料の包括化、③生活指導管理料の新設、④退院時指導料の新設、⑤老人デイケアの新設などが評価されました。

老人診療報酬制度における最大の課題は入院医療をどう評価するか、ということでした。慢性期入院医療とは何か？どのような状態か？という議論は残るものの診療報酬的な意味で言えば、「そう技術課題が残るものではない」というのがこれまでの、すなわち平成15年のDPC導入前および平成18年の医療区分が導入される前までの基本的な考え方です。

つまり、一般病棟入院基本料にしても療養病床、精神療養病床にしても一日定額・包括制かつ期間逓減制です。その背景には、特に確固たる科学的根拠があったわけではありませんが、慢性期患者には医師や看護師の手間ひまのかかり方が少なく、それは日に日に少なくなるであろう、という考え方に基づいています。また、入院が長期化するのではないか、社会的入院を助長するのではないかとの指摘もあったことから、期間別の逓減制を行ってきています。

慢性期、特に高齢者医療の診療報酬は、一般病床に高齢者が長期にわたって入院していることと、療養環境が悪い（病室が狭い）等の問題を契機に見直しが進められました。

行き場のない長期療養高齢者が増え、社会的入院と批判されていました。入院医療の診療報酬の逓減制は患者にとっては自己負担が減りますが、病院収入は減り経営が苦しくなります。そこで考案されたのが特例許可老人病院[12]で、一般病床であっても①入院患者の概ね7割が老人慢性疾患患者であること、②医師は患者100人につき3人、看護6対1と緩和し、③介護職員が8対1とした基準が示されました。つまり、増大する高齢者入院について、一般病床基準の特例として位置づけられたのです。

その後、1990年（平成2年）には看護、投薬、注射、検査を包括した「特例許可老人病院入院医療管理料」が導入されました。この制度は診療報酬の歴史の中でも、ほぼ初めて入院医療に包括化を導入した点および介護職を医療保険で初めて評価した点で画期的でした（前述）。また、その効果も大きく、これまでの出来高の医療に見られたスパゲッティ症候群が激減しています。また、介護力については、現場のニーズに合わせ、その後の改定で3対1まで手厚く評価しています（1994年（平成6年））。

定額払いについては支払い側は導入を、診療側はダメという意見でした。支払い側の定額払い主張の理由は、医療費の無駄の排除、不必要な検査・投薬に頼らなくても病院経営がやっていけることでした。しかし、定額払いにするとやるべきことをきちんとやってもらえるかどうかの問題がある。定額払いは病院性善説がないとできない。いいかげんな病院でこれを導入すると問題が出てくるので、きちんと介護力を強化してやってもらいたい

12 特例許可老人病院の根拠規定：旧医療法第21条第1項ただし書。平成15年に削除された

ということで知事の承認制にした。今回導入した入院医療管理料は、我が国における老人入院医療の支払方式に対して新しい選択肢を設け、一つの実験を始めたと思っている。（伊藤雅治、老人保健課長（当時））

こうした特例許可、特例許可外といった法律改正を伴わない制度には限界があるため、１９９２年（平成4年）に医療法改正が行われ、新たに「療養型病床群」が誕生しました。

病室の広さにしても廊下の幅にしても、現在の医療法の基準はあまりにも一律的でした。しかし一方で、入院患者の４割は長期療養になっており、そのために老人病院とか老人病棟などの特例を医療法に求めたわけです。しかし、もう特例で許可する時代ではない。長期療養は老人だけに限らないので、65歳以上の入院比率などとは関係なく急性期病棟や慢性期病棟があってもいいわけです。年齢を問わず病状が安定して治療と同時に日常生活の環境に配慮した中で入院治療が行われることが望ましい患者は非常に多い。今回の療養型病床群はそういう患者用の施設です。（古市圭治、健康政策局長（当時））

このような基本的な考え方のもとに療養型病床群は一般病棟より面積基準が広く、かつ、医師数等が少なくてもよいタイプとして創設され、２００３年（平成15年）８月31日に医療法で「その他病床」が「一般病床」と「療養病床」に分けられました。当時の療養型病床群の基準は、①構造設備：患者一人当たりの病室面積および廊下幅は現行の１・５倍、②人的配置：医師数（特例許可老人病院程度）③看護師数６対１、看護助手６対１というものでした。

その後、介護保険制定と同時に療養型病床群は、医療療養と介護療養の二つに区分されました。また、介護療養型医療施設は２００６年（平成18年）に廃止の方針が示され、そのときの混乱が現在でも続いています。その病床数の推移を図表42に示します。

また、老人診療報酬の歴史を図表43にまとめました。

## 2 介護報酬

介護保険制度は、従来の硬直しがちな措置制度から利用者の選択度を高めた公的保険システムへの転換を図るために、2000年（平成12年）4月に施行されました。介護保険制度では、寝たきりや常時介護を必要とする状態（要介護状態）になった場合や、家事等の日常生活に支援を必要とする状態（要支援状態）になった場合に、介護サービスを受けることが出来ます。そこで問題となるのは、客観的に要介護状態や要支援状態を計測することが出来るか？ということです。医療に関して言えば「要医療状態」というのは医師が判断し、要医療であれば治療を開始して、それを診療報酬により請求することになります。要医療の公平性については医師が国家試験に合格し、その後の臨床研修を受けることによって担保されていると考えられています。しかしながら要介護状態というのは誰が

**図表42　療養病床数の推移**

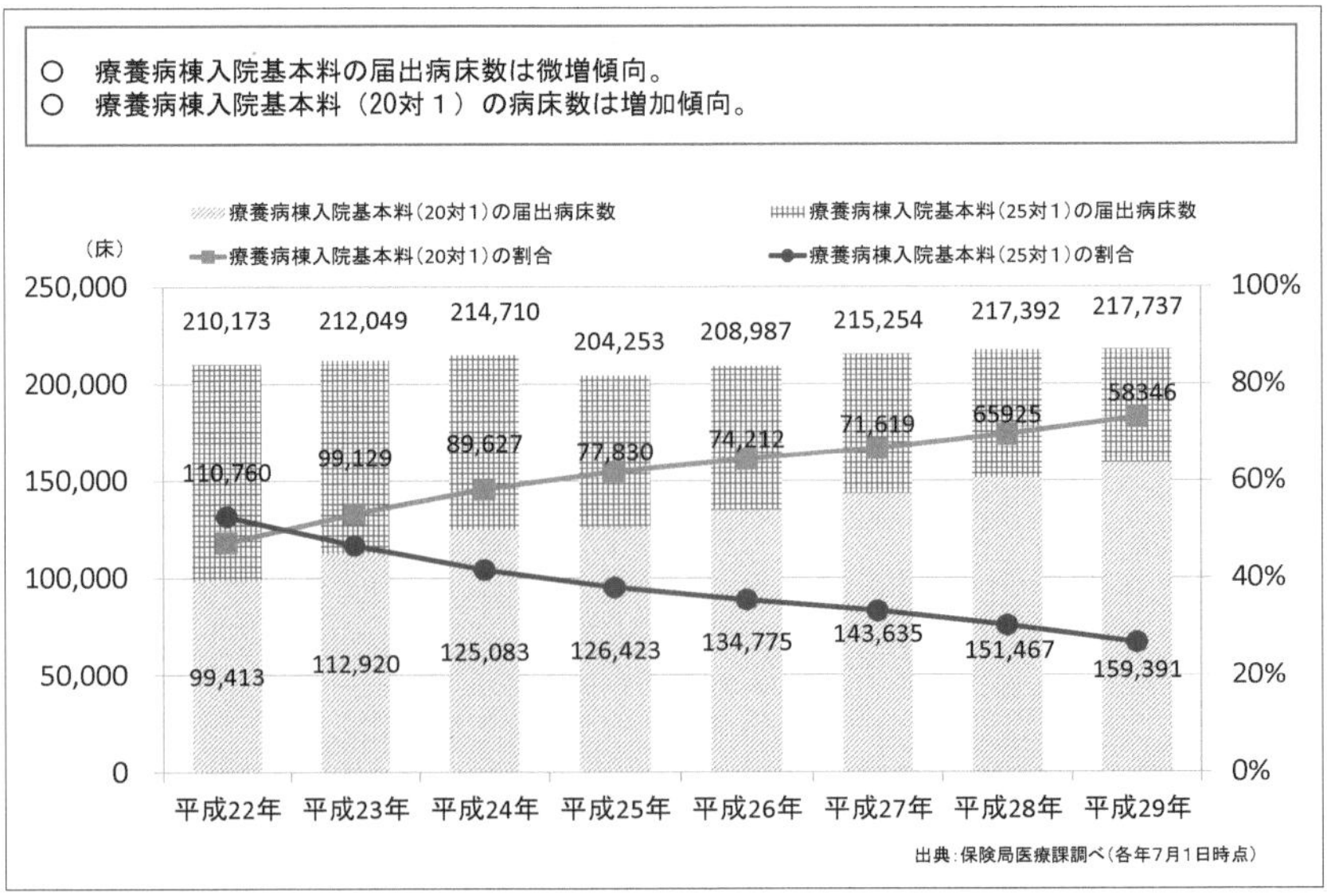

判断し、その判断が全国どこでも同じであるかどうかを考える必要があります。その場合、介護内容（入浴、排泄、食事等）とその介護にかかる手間ひまが問題となります。介護保険法成立の直前まで、多くの調査や検討が行われました。その結果、要介護認定等基準時間の分類として、

①直接生活介助（入浴、排泄、食事等の介護）
②間接生活介助（洗濯、掃除等の家事援助）
③問題行動関連介助（徘徊に対する探索、不潔な行為に対する後始末）
④機能訓練関連行為（歩行訓練、日常生活訓練等の機能訓練）
⑤医療関連行為（輸液の管理、褥瘡の処置等の診療補助）

に分け、さらに介護にかかる手間ひまを「時間」で計測することにし、要支援を入れて6段階に区分しました。これらを決定するために「1分間タイムスタディ」が全国規模で行われ、その結果図表44のようなシステムが構築されました。基本調査をコンピュータ処理し（一次判定）、主治医の意見書をもとに「介護

**図表43　老人診療報酬の歴史**

| | |
|---|---|
| 1983年（昭和58年） | **老人保健法の施行**、老人診療報酬の設定（特例許可老人病院） |
| 1985年（昭和60年） | 地域医療計画（第1次医療法改正） |
| 1986年（昭和61年） | 老人保健法改正（老人保健施設、介護力強化病院） |
| 1988年（昭和63年） | 老人保健施設療養費の導入 |
| 1990年（平成2年） | 特例許可老人病院入院医療管理料の導入（最初の入院包括化） |
| 1992年（平成4年） | 第2次医療法改正（療養型病床群、特定機能病院が法定化） |
| 1994年（平成6年） | 付き添い看護の廃止（健康保険法改正） |
| 2000年（平成12年） | 第4次医療法改正（その他病床を「一般病床」と「療養病床」に区分）<br>**介護保険法の施行**（療養型病床群が介護療養型と医療療養型に区分）<br>回復期リハビリテーション病棟の導入 |
| 2001年（平成13年） | 療養型病床群と特例許可老人病院を再編し「療養病床」（医療法改正） |
| 2003年（平成15年） | DPC導入 |
| 2004年（平成16年） | ハイケアユニット、亜急性期病棟、重症度・看護必要度の導入<br>老人特掲診療料の廃止 |
| 2006年（平成18年） | 介護療養型医療施設の廃止（介護保険法改正）<br>7対1入院基本料の導入 |
| 2008年（平成20年） | 高齢者の医療の確保に関する法律（後期高齢者医療制度） |
| 2014年（平成26年） | 地域包括病棟の導入 |
| 2016年（平成28年） | 療養病棟入院基本料2に医療区分50％が導入 |
| 2018年（平成30年） | 介護医療院の創設 |

認定審査会」で検討、判断決定されることとなりました。

さて、介護報酬制度は診療報酬制度と根本的に異なる部分があります。一つは上記「時間」に対する対価であることが診療報酬と異なります。診療報酬でもリハビリなど時間を評価軸にしている項目もありますが、医師の技術料等時間で測れないものも少なくありません。その後、介護報酬でも管理栄養士による栄養改善や理学療法士による機能訓練など技術評価項目は創設されましたが、基本的には利用者の要介護状態を時間で評価しています。

第二にサービスの開始に関する違いがあります。医療保険制度は医師の診察（初診）が医療を受ける始まりとなるのに対して、介護保険制度は要介護度の判定を市町村に申請することが介護サービスを受ける第一歩となることです。だからこそ、判定される要介護度が公平であることが求められます。

第三は報酬が定額化されていることです。特に、在宅サービスでは、要介護度別に「区分支給限度基準額」が決められており、それを超える費用は全額利用

**図表44　要介護認定の流れ**

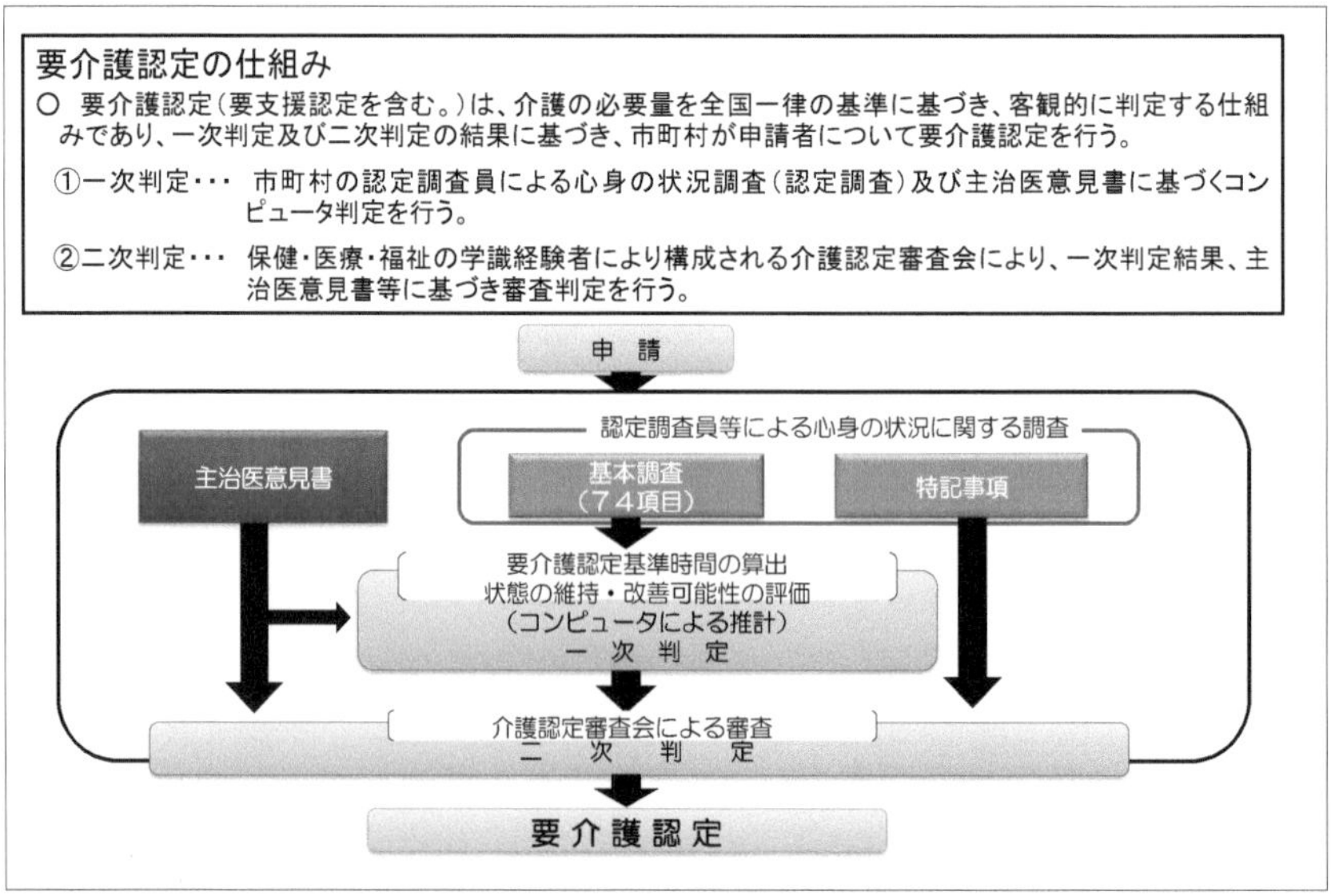

**図表45　区分支給限度額**

| | 人数 | 支給限度額（円） | 受給者1人当たり平均費用額（円） | 支給限度額に占める割合（%） | 支給限度額を超えている者（人） | 利用者に占める支給限度額を超えている者の割合（%） |
|---|---|---|---|---|---|---|
| 要支援1 | 428,131 | 50,030 | 18,918 | 37.8 | 1,595 | 0.4 |
| 要支援2 | 545,086 | 104,730 | 33,434 | 31.9 | 836 | 0.2 |
| 要介護1 | 920,770 | 166,920 | 74,507 | 44.6 | 16,053 | 1.7 |
| 要介護2 | 828,217 | 196,160 | 104,047 | 53.0 | 29,710 | 3.6 |
| 要介護3 | 478,900 | 269,310 | 156,020 | 57.9 | 14,180 | 3.0 |
| 要介護4 | 318,318 | 308,060 | 189,613 | 61.6 | 12,656 | 4.0 |
| 要介護5 | 201,460 | 360,650 | 235,565 | 65.3 | 10,093 | 5.0 |
| 合計 | 3,720,882 | | | | 85,123 | 2.3 |

※介護給付費等実態調査（平成29年4月審査分）を基に作成　（注）額は介護報酬の1単位を10円として計算。

**図表46　居宅介護支援の定義**

「居宅介護支援」とは、居宅の要介護者が居宅サービス等を適切に利用できるよう、心身の状況、置かれている環境、要介護者の希望等を勘案し居宅サービス計画を作成するとともに、サービス事業所等との連絡調整を行い、介護保険施設等への入所を要する場合は、当該施設等への紹介を行うことをいう。

者負担となります（図表45）。限度額を超えてサービスを使っている人の割合は２・３％（平成29年４月審査分）となっています。

　こうした限度額設定は、利用者にとって見れば訪問介護が良いのか訪問看護が良いのか判断できないことが多く、したがって、要介護者に最適な「ケアの組み合わせ」を提示し、納得して頂く必要があります。こうしたサービスを提供するケアマネジメント制度が誕生しました。

　この支援を行う資格として、介護支援専門員（ケアマネジャー（ケアマネ））が創設されました。２０１６年（平成28年）時点で、試験合格者数は累積で66万7千人に達し（図表47）、また、10万人以上のケアマネが働いています。居宅介護支援事業所も４４１７５カ所に達しています。ケアマネの役割としてケアプラン作成以外に、最近では医療との連携の役割も重要になってきています。病院への入退院の際の情報提供や病院内カンファレンスへの参加等、地域包括ケアシステムを運用する上でその重要性が高まっています。

**図表47　ケアマネ実務研修受講試験の合格者の推移**

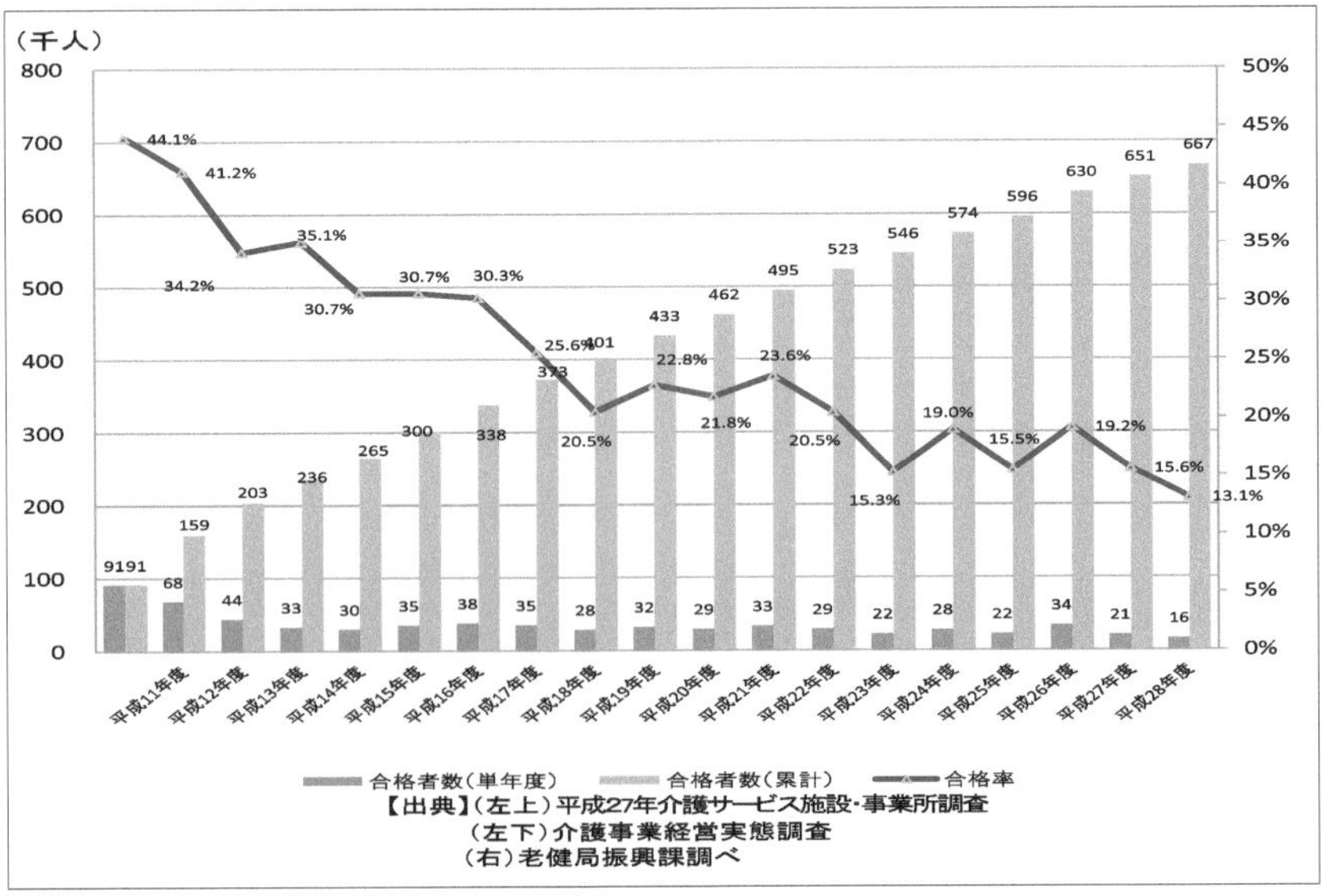


【出典】（左上）平成27年介護サービス施設・事業所調査
（左下）介護事業経営実態調査
（右）老健局振興課調べ

介護報酬については2000年（平成12年）の法施行時には、これまでの特別養護老人ホーム（特養）などの福祉系サービスと、介護老人保健施設（老健）などの医療系サービスに療養型病床群等を付加し、訪問看護や訪問介護、通所介護などを包含した形で体系化が進められました。入居者や利用者の要介護度別に介護報酬額を決定していくことや、食事代やオムツ代を包括化することなどが行われ、国会や関係団体の承認・理解を受け同年4月に介護保険制度はスタートしました。

この法律は、加齢に伴って生ずる心身の変化に起因する疾病等により要介護状態となり、入浴、排せつ、食事等の介護、機能訓練並びに看護及び療養上の管理その他の医療を要する者等について、これらの者が尊厳を保持し、その有する能力に応じ自立した日常生活を営むことができるよう、必要な保健医療サービス及び福祉サービスに係る給付を行うため、国民の共同連帯の理念に基づき介護保険制度を設け、その行う保険給付等に関して必要な事項を定め、もって国民の保健医療の向上及び福祉の増進を図ることを目的とする（介護保険法第一条）。

制定当時、第一条にある「療養上の管理」という文言を入れるか入れないかで最後まで議論が続きました。つまり、介護保険は「介護」だけを規定して、そこで行われる医療は医療保険から給付すべきであるという主張が少なからずありました。しかし、すでに老健では、介護も医療も同じ保険（当時は医療保険）から給付されていました。老健における介護は新しくできる介護保険から、残る医療については医療保険から、という考え方は混乱を引き起こすことになりかねません。また、リハビリテーションはどちらの保険で給付するのかについても意見の一致が出ませんでした。最終的には、介護保険施設を定義し、そこで行われる介護や医療のサービスは介護保険から給付することで議論は決着し、今日に及んでいます。

その後、平成17年介護保険法改正（施行は平成18年4月）で「地域密着型サービス」が創設され、小規模多機能型居宅介護が新設されました。また、平成23年改正（施行は平成24年4月）では、地域包括ケアをさらに進めるために24時間対応の定期巡回・随時対応サービス（定期巡回・随時対応型訪問介護看護）などが追加され、現在では、図表48にあるようなサービス体系となっています。

介護報酬の特徴は、前述してきたように一日定額の要介護度別の報酬、それに各種加算を加えたものです。ただ、小規模多機能型居宅介護は一月当たりの包括支払いとなっていますから、事業所の人手に影響されますが、原則として月に何度でも訪問介護や通所介護を受けることができます。

加算は、特養では図表49のようになっており、当初、簡素な体系を目指していた介護報酬体系からは次第に離れていっていると言えます。

特養での介護報酬は、基本的には3対1介護を評価していますが、実情は2対1介護以上の施設が多いので、採算割れしています。それを上記加算で補う必要

**図表48　介護サービスの種類**

| | 都道府県・政令市・中核市が指定・監督を行うサービス | 市町村が指定・監督を行うサービス |
|---|---|---|
| 介護給付を行うサービス | ◎居宅介護サービス<br>【訪問サービス】<br>○訪問介護（ホームヘルプサービス）<br>○訪問入浴介護<br>○訪問看護<br>○訪問リハビリテーション<br>○居宅療養管理指導<br>【通所サービス】<br>○通所介護（デイサービス）<br>○通所リハビリテーション<br>【短期入所サービス】<br>○短期入所生活介護（ショートステイ）<br>○短期入所療養介護<br>○特定施設入居者生活介護<br>○福祉用具貸与<br>○特定福祉用具販売<br>◎施設サービス<br>○介護老人福祉施設<br>○介護老人保健施設<br>○介護療養型医療施設<br>○介護医療院 | ◎地域密着型介護サービス<br>○定期巡回・随時対応型訪問介護看護<br>○夜間対応型訪問介護<br>○地域密着型通所介護<br>○認知症対応型通所介護<br>○小規模多機能型居宅介護<br>○認知症対応型共同生活介護（グループホーム）<br>○地域密着型特定施設入居者生活介護<br>○地域密着型介護老人福祉施設入所者生活介護<br>○複合型サービス（看護小規模多機能型居宅介護）<br>◎居宅介護支援 |
| 予防給付を行うサービス | ◎介護予防サービス<br>【訪問サービス】<br>○介護予防訪問入浴介護<br>○介護予防訪問看護<br>○介護予防訪問リハビリテーション<br>○介護予防居宅療養管理指導<br>【通所サービス】<br>○介護予防通所リハビリテーション<br>【短期入所サービス】<br>○介護予防短期入所生活介護（ショートステイ）<br>○介護予防短期入所療養介護<br>○介護予防特定施設入居者生活介護<br>○介護予防福祉用具貸与<br>○特定介護予防福祉用具販売 | ◎地域密着型介護予防サービス<br>○介護予防認知症対応型通所介護<br>○介護予防小規模多機能型居宅介護<br>○介護予防認知症対応型共同生活介護（グループホーム）<br>◎介護予防支援 |

この他、居宅介護（介護予防）住宅改修、介護予防・日常生活支援総合事業がある。

**図表49　特養の加算**

| | | |
|---|---|---|
| 日常生活継続支援加算 | 要介護度等、介護福祉士数 | 36〜46単位/日 |
| 看護体制加算 | 看護職員数 | ４〜13単位/日 |
| 夜勤職員配置加算 | 介護・看護職員数 | 13〜33単位/日 |
| 準ユニットケア加算 | 介護・看護職員配置等 | ５単位/日 |
| 生活機能向上連携加算 | 外部のPT等が機能訓練指導員等と共同で機能訓練を実施 | 100〜200単位/月 |
| 個別機能訓練加算 | 機能訓練指導員等が共同で個別機能訓練を実施 | 12単位/日 |
| 若年性認知症入所者受入加算 | 若年性認知症入所者ごとに個別担当者 | 120単位/日 |
| 配置医師加算 | 常勤医師の配置 | 25単位/日 |
| 精神科担当医師加算 | 精神科医による療養指導が月２回以上 | ５単位/日 |
| 障害者生活支援体制加算 | 障害者生活支援員の配置 | 26〜41単位/日 |
| 初期加算 | 30日以内 | 30単位/日 |
| 再入所時栄養連携加算 | 経管栄養・嚥下調整食の新規導入 | 400単位/回 |
| 退所時等相談援助加算 | 退所後の相談援助・調整等 | 400〜500単位/回 |
| 栄養マネジメント加算 | 管理栄養士による栄養管理 | 14単位/日 |
| 低栄養リスク改善加算 | 低栄養マネジメント | 300単位/月 |
| 経口移行加算 | 経管から経口への支援 | 28単位/日 |
| 経口維持加算 | ミールラウンドや経口維持計画 | 100〜400単位/月 |
| 口腔衛生管理体制加算 | 歯科衛生士による助言・指導 | 30単位/月 |
| 口腔衛生管理加算 | 歯科衛生士による口腔ケア等 | 90単位/月 |
| 療養食加算 | 療養食の提供 | ６単位/回 |
| 看取り介護加算 | 看取り指針に基づく看取り介護 | 144〜1,580単位/日 |
| 在宅復帰支援機能加算 | 家族・居宅介護支援事業者との連絡調整等 | 10単位/日 |
| 在宅・入所相互利用加算 | ベッド・シェアリング | 40単位/日 |
| 認知症専門ケア加算 | 専門的な認知症ケア研修終了者の配置 | ３〜４単位/日 |
| 認知症行動・心理症状緊急対応加算 | BPSD対応 | 200単位/日 |
| サービス提供体制強化加算 | 介護福祉士の配置等 | ６〜18単位/日 |
| 配置医師緊急時対応加算 | 配置医師の早朝・夜間・深夜診療の評価 | 650〜1,300単位 |
| 褥瘡マネジメント加算 | 褥瘡発生リスクの評価とケア | 10単位/３カ月 |
| 排せつ支援加算 | 排せつ介護支援計画の作成・支援 | 100単位/月 |
| 介護職員処遇改善加算 | 介護職員の賃金の改善等 | 33/1,000〜90/100 |
| 介護職員等特定処遇改善加算 | 介護職員等の賃金の改善等 | 23/1,000〜27/1,000 |

います。加算の多くは「配置」を評価したもの（夜勤職員配置加算等）、質の高い介護を評価したもの（経口維持加算、栄養マネジメント加算等）で、頻度の高い加算については、将来基本報酬の中に組み込まれると思います。

## 最大の問題は介護職不足―どう対応するか？

医療・介護における大きな問題は、2025年には38万人不足すると推計されている介護職員の問題です。2018年（平成30年）4月の介護福祉士養成施設の定員充足率が45・7%です。入学定員15891人に対して入学者は7258人、このうち、学費の一部を雇用保険で補填される離職者訓練制度対象者が1307人、外国人留学生が591人となっています。すなわち入学者の4人に一人が社会人経験者か留学生となります（留学生は前年の257人から2倍増）。

一方、2017年（平成29年）11月から外国人技能実習制度[13]に「介護職」が認められ、これにあわせて、同年9月に施行された改正出入国管理・難民認定法でも在留資格に「介護」が加わり、新たに介護福祉士となった外国人は、最大5年の在留資格が与えられ、繰り返し更新できるようになりました。日本人の介護職希望者が減少する中で、外国人介護士を増やしていかざるを得ない状況ですが、日本語の問題、宗教・文化・習慣の問題などクリアすべき課題も少なくありません。また、2019年（平成31年）4月からは技能実習制度に加えて「特定技能制度」に介護分野が加わり、これまで以上に外国人介護人材の受け入れが可能となりました。

そもそも外国の人が日本に来て働きたいという希望を持つことは素晴らしいことであると思います。日本が選ばれる国になるのですから。筆者が若い頃は、医学部を卒業した者がこぞってＮＩＨ[14]や米国の大学に留学するこ

---

13 外国人の技能実習の適正な実施及び技能実習生の保護に関する法律

## 図表50　外国人看護師・介護士受入れ制度の比較

| | 技能実習(団体監理型) | 特定技能(1号) |
|---|---|---|
| 関係法令 | 外国人の技能実習の適正な実施及び技能実習生の保護に関する法律／出入国管理及び難民認定法 | 出入国管理及び難民認定法 |
| 在留資格 | 在留資格「技能実習」 | 在留資格「特定技能」 |
| 在留期間 | 技能実習１号：１年以内、技能実習２号：２年以内、技能実習３号：２年以内（合計で最長５年） | 通算5年 |
| 外国人の技能水準 | なし | 相当程度の知識又は経験が必要 |
| 入国時の試験 | なし（介護職種のみ入国時N4レベルの日本語能力要件あり） | 技能水準、日本語能力水準を試験等で確認（技能実習２号を良好に修了した者は試験等免除） |
| 送出機関 | 外国政府の推薦又は認定を受けた機関 | なし |
| 監理団体 | あり（非営利の事業協同組合等が実習実施者への監査その他の監理事業を行う。主務大臣による許可制） | なし |
| 支援機関 | なし | あり（個人又は団体が受入れ機関からの委託を受けて特定技能外国人に住居の確保その他の支援を行う。出入国在留管理庁による登録制） |
| 外国人と受入れ機関のマッチング | 通常監理団体と送出機関を通して行われる | 受入れ機関が直接海外で採用活動を行い又は国内外のあっせん機関等を通じて採用することが可能 |
| 受入れ機関の人数枠 | 常勤職員の総数に応じた人数枠あり | 人数枠なし（介護分野、建設分野を除く） |
| 活動内容 | 技能実習計画に基づいて、講習を受け、及び技能等に係る業務に従事する活動（1号）<br>技能実習計画に基づいて技能等を要する業務に従事する活動（2号、3号）（非専門的・技術的分野） | 相当程度の知識又は経験を必要とする技能を要する業務に従事する活動（専門的・技術的分野） |
| 転籍・転職 | 原則不可。ただし、実習実施者の倒産等やむを得ない場合や、2号から3号への移行時は転籍可能 | 同一の業務区分内又は試験によりその技能水準の共通性が確認されている業務区分間において転職可能 |

とが憧れでありステータスでもありました。しかし、今や日本に外国人、特にアジアから留学に来る時代になりました。日本で働くことが出来るのは入管法で職種が限定されています。以前は、介護・看護希望者は留学ビザで入国し、資格養成施設に留学、国家試験を受験して合格すれば日本の病院や施設で勤務することが認められていました。しかし、この方法だと留学費用が多額で一般的ではありませんでした。そこで創設されたのがＥＰＡ[15]に基づく外国人受け入れ制度です。現在日本は、インドネシア、フィリピン、ベトナム等と協定を結んでおり、希望者についてはＥＰＡビザで来日、日本の病院や介護施設で働きながら国家試験を受験することが出来る制度です。また、技能実習制度は送り出し国が15カ国以上に及びＮ４の日本語能力があれば日本で働くことが出来ます。また、特定技能制度は、送り出し国の制限もなく「相当程度の知識や経験」があれば来日し働くことが出来ます（図表50）。

14 NIH：National Institutes of Health（アメリカ国立衛生研究所）の略

15 EPA：Economic Partnership Agreement（経済連携協定）の略。貿易の自由化に加え、投資、人の移動、知的財産の保護や競争政策におけるルール作り、様々な分野での協力の要素を含む、幅広い経済関係の強化を目的とする協定

# 第5章 外来診療報酬

外来の診療報酬は初診料と再診料が骨格になっています。その改定がときどき大きな議論を呼ぶことがありますが、この骨格は歴史的に変化していません。現在、初診料は288点ですが、この額の妥当性について議論になることがあるものの結論は出そうにありません。昔は床屋の散髪料金と同じくらいという説が出回っていた時期もあります。

外来診療報酬における最近の動きは四つあります。一つ目は外来診療のマルメ化で、次いで大病院への患者集中是正策、三つ目は「かかりつけ医機能の強化」策でもある新たな診療所の機能となった在宅療養支援診療所、四つ目は平成30年改定で導入されたオンライン診療料の今後の課題です。

## 1 外来診療の包括の試み

かねてから外来診療についても定額制、包括制、ゲートキーパーとしての家庭医制度の導入を求める意見がありました。また、風邪や高血圧症、高脂血症などの軽医療の自己負担化構想、すなわち保険外しも主として財務省から発案されています。そのような論議の中で、平成8年の老人診療報酬改定で「老人慢性疾患外来総合診療料」が新設されました。これは一月当たりの包括点数で図表51にあるような内容です。

外来診療を包括化することによって医療費に歯止めをかけようとしたこの試みは、開始早々医療現場に大混乱を引き起こしました。それは複数の診療所がこの点数を算定したことと「老人慢性疾患」の定義が曖昧だったこと、さらには月に1回しか受診しない患者の問題です。我が国はフリーアクセスなので患者は複数の医療機関を受診できます。また、それぞれ専門性がありますから、高血圧はA診療所、糖尿病はB診療所と受診する人もいます。しかしながら、複数の診療所から本点数を請求された保険者はたまったものではないわけです。以前より医療費が増えることになります。一方、医師の方も、この患者が何回目の受診なのか確認しなければなりませんし、月1回で済む場合にも、もう一回受診を促すようになります。

「外来診療の包括化は難しい」と言うのは、外来患者の疾病、病態、年齢、合併症などが多様過ぎてベンチマークを構成することができないためです。図表52はレセプトの傷病名欄に高血圧症と記載されているものの統計です。

この図表からも分かるように、医薬品の使われ方によって点数分布も大きく異なります。したがって、どこで線を引くかは難しい問題だと思います。さらに、高血圧と糖尿病が合併した患者だと、その分布も複雑

**図表51　老人慢性疾患外来総合診療料の概要**

1．院外処方せんを交付する場合　1,470点

2．院外処方せんを交付しない場合　1,770点

医療機関の選択により、老人慢性疾患を主病とする患者に対して、計画に基づき1月に2回以上の指導および診療を行った場合に、1月に1回限り算定できる。主病に関する生活指導、検査、投薬および注射の費用を包括して評価

になります（図表53）。

一方、平成８年に導入された小児外来診療のマルメは混乱もなく定着してきています。小児科外来診療料と呼ばれる評価で、初診料や再診料、時間外加算などを除き包括化されています（初診時５９９点　処方箋交付の場合）。

また、包括化とは異なりますが、再診料が医療費抑制で利用されたこともあります。平成14年の再診料の逓減制の導入です。これは、再診回数を減らして医療費を削減する狙いで設けられたもので、当月初回の再診料は満額ですが、２回、３回と来るたびに減額される仕組みです（図表54）。しかしながら、翌月には満額に戻り自己負担が変わることから患者団体からの批判や医師から「患者にどう説明すれば良いのか？」などの意見が寄せられ、翌年の平成15年には廃止せざるを得ませんでした。「再診」という行為の価格が回数によって変化することについては制限医療の立場からは理解できますが、リハビリテーションの回数制限とは意味が異なると思います。

図表52　外来高血圧患者の１日当たり点数分布　（iRIMS Data）

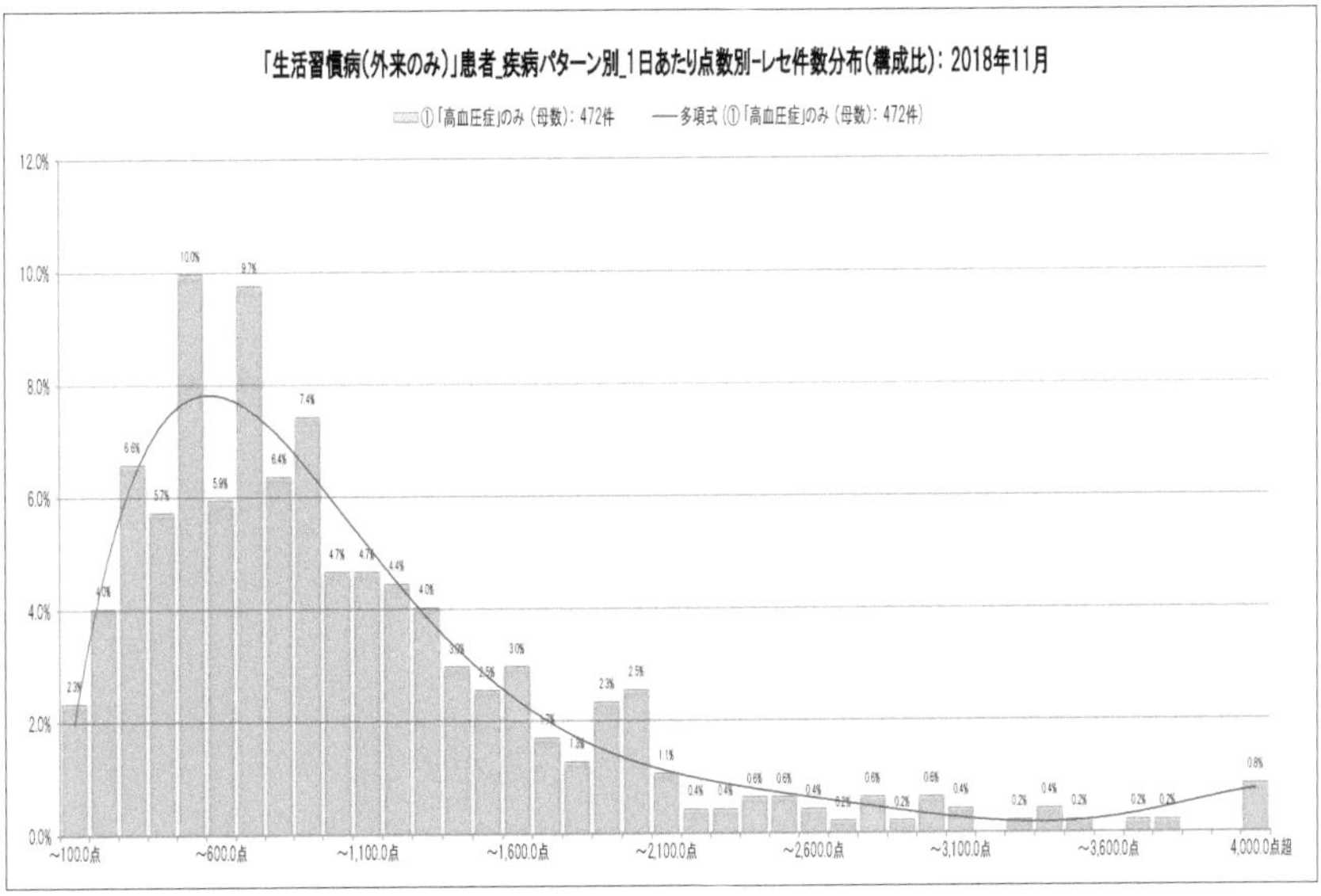

## 図表53　高血圧・糖尿病合併患者の１日当たり点数分布　（iRIMS Data）

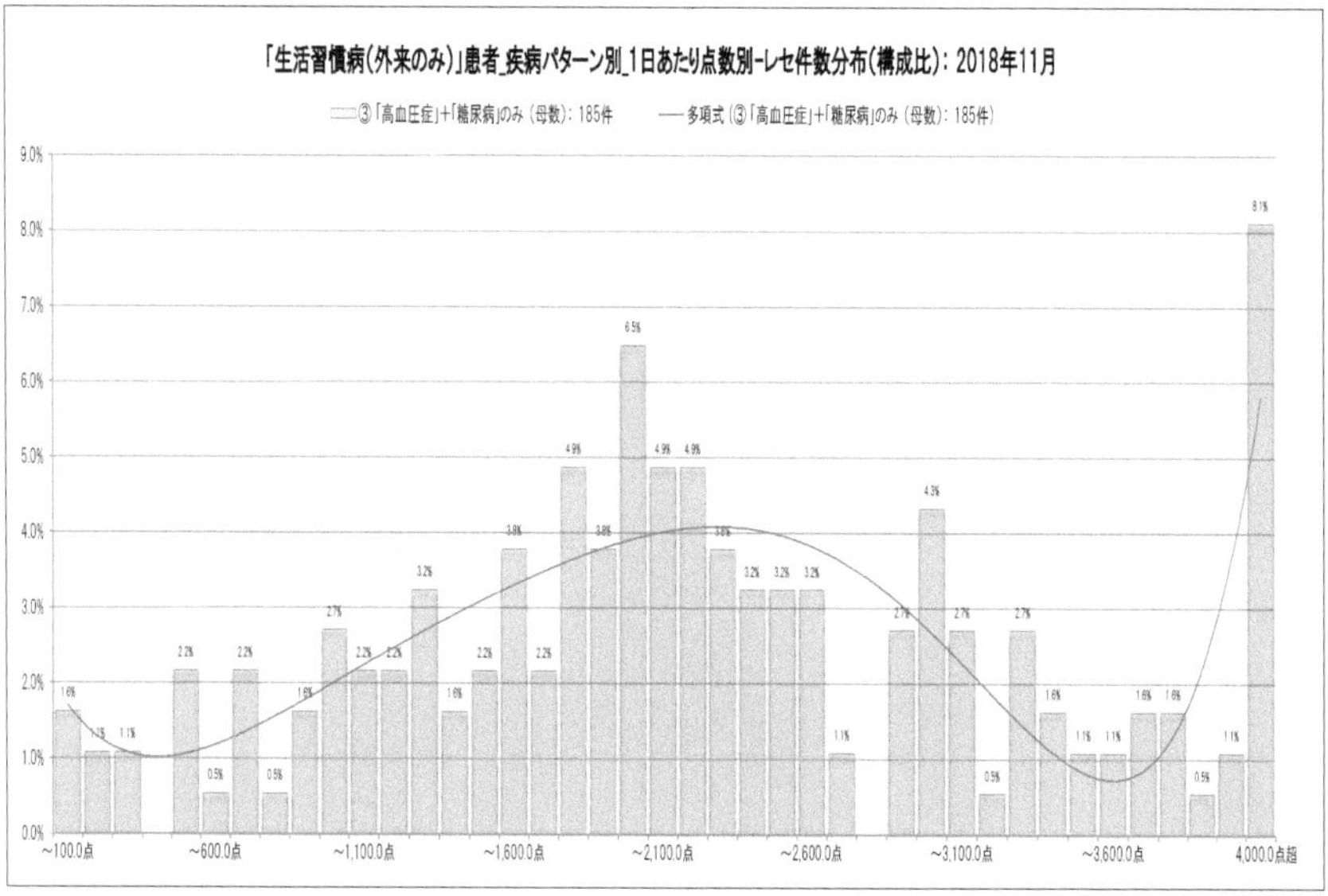


## 図表54　再診料等の逓減制の見直し（平成15年５月21日）

| 平成14年改定前 | | 平成14年改定 | | 見直し後 |
|---|---|---|---|---|
| 再診料 | | | | |
| 1　病院の場合<br>59点 | ➡ | 1　病院の場合<br>月の１回目　65点<br>月の２、３回目　59点<br>月の４回目以降　30点 | ➡ | 1　病院の場合<br>58点 |
| 2　診療所の場合<br>74点 | ➡ | 2　診療所の場合<br>月の１回目　81点<br>月の２、３回目　74点<br>月の４回目以降　37点 | ➡ | 2　診療所の場合<br>73点 |
| 外来管理加算 | | | | |
| 52点 | | 月の３回目まで　52点<br>月の４回目以降　26点 | | 52点 |
| 老人外来管理加算 | | | | |
| 1　病院の場合<br>47点 | | 1　病院の場合<br>月の３回目まで　47点<br>月の４回目以降　24点 | | 1　病院の場合<br>47点 |
| 2　診療所の場合<br>57点 | | 2　診療所の場合<br>月の３回目まで　57点<br>月の４回目以降　29点 | | 2　診療所の場合<br>57点 |
| 外来診療料 | | | | |
| 70点 | ➡ | 月の１回目　77点<br>月の２回目以降<br>15歳未満等　70点<br>上記以外　35点 | ➡ | 68点 |

## 2 大病院への患者集中是正策

一時期、大学病院の外来に風邪などで受診することが問題視されました。大学病院は高度専門医療機関なので、開業医や地域一般病院で診れる患者はそういうところで診察を受けることが望ましいのではないか、という議論です。しかしながら、我が国は医療機関への受診がフリーアクセスであるため規制はできません。

大学病院等への患者の集中を是正するために、診療報酬上で経済誘導政策がとられました。すなわち、１９８８年（昭和63年）４月から「大学病院における初診に関する基準」が決められ、特定療養費として特別な負担を徴収出来るようにし、大病院に行くと自己負担が高くなる制度が導入されました。

米国にはメイヨークリニックやクリーブランドクリニックなどに見られるように、入院施設を持たず、患者は近隣のホテルに宿泊し、診療のときだけクリニックに赴くというシステムも存在します。医師がなるべく入院患者診療に力を注げるようなシステムを志向しているためだと思います。

一方、我が国の大病院の医師は、外来診療と入院診療・手術などの両方を行うため多忙を極めていることもあり、働き方改革が必要となってきています。そこで経済誘導的発想で、大病院の外来患者から特定療養費制度を利用して特別の料金を取るようにしました。患者自己負担の増加が受診抑制に大きな影響を与えることは、東京都が老人医療費無料化を実施したときの外来患者の増加で実証済みとも言えます。

大学病院を対象として始まった大病院への患者集中是正策は、１９９６年（平成８年）４月からは２００床以上の病院にも適用されました。この制度を利用している５００床以上の病院は、72・３％に達し、その金額は５０００円が最多となっています。２０１６年（平成28年）４月からは、特定機能病院と５００床以上の地域医療支援病院では特別料金（定額負担）の徴収が義務化され、２０１８年（平成30年）改定では対象を５００床から400床に引き下げ、その対象医療機関の拡大が図られてきています。

## 3 かかりつけ医機能の強化—診療所の新たな機能（在宅療養支援診療所）

かかりつけ医は、制度的なシステムではありません。我が国でもドイツのようなゲートキーパー制度[16]を作ろうとする考え方が、「家庭医」という名前で政策立案された過去もありましたが、成案には至りませんでした。

かかりつけ医とは、2013年（平成25年）に日本医師会、四病院団体協議会が合同提案した定義では「なんでも相談できる上、最新の医療情報を熟知して、必要なときには専門医、専門医療機関を紹介でき、身近で頼りになる地域医療、保健、福祉を担う総合的な能力を有する医師」としています。

地域包括ケアをより推進していくためには、診療所の役割がさらに重要となります。特に、医療における退院患者の継続的在宅ケアはもちろんのこと、要介護高齢者の疾病予防から早期発見、診療そして専門医への適時適切な紹介、ケアマネジャーからの相談やアドバイス、情報提供、そして看取り対応など多岐に及びます。医療においても在宅での治療を希求する患者の増加と相まって、対象疾患も拡大しています。例えば、人工透析患者やがん患者など長期にわたる診療が必要な患者への在宅医療などです。

かかりつけ医の診療報酬上の評価としては、後述する在宅療養支援診療所と関係してきますが、①24時間往診等が可能であること、②複数疾患を有する患者に対して継続的、全人的医療を行うことを評価しています（地域包括診療料等（平成26年導入））。

16 地区割りごとに活動を許可されたゲートキーパーがいて、患者は、まずそこで診察を受ける。そして専門的診療が必要だとされた場合にのみ専門医を紹介するドイツの制度

## 図表55　在宅療養支援診療所の概要

①　診療所である。

②　その診療所において24時間連絡を受ける医師または看護職員をあらかじめ指定し、連絡先を文書で患家に提供している。

③　患者の求めに応じて、自院または他の医療機関、訪問看護ステーションとの連携により、求めがあった患者について24時間往診･訪問看護ができる体制を確保する。

④　③の患者について24時間往診・訪問看護を行う担当医師・担当看護師等の氏名、担当日等を患家に文書提供する。

⑤　緊急入院受入体制の確保（他医療機関との連携による確保でも良い）

⑥　地方社会保険事務局長に年１回、在宅看取り数等の報告をしている。

（ただし、平成22年度改正で診療所だけでなく、24時間365日体制で地域の在宅医療を支える200床未満の病院にもこの制度を広げ、在宅療養支援病院が認められることになりました。）

## 図表56　在宅療養支援診療所届出数

○　在宅療養支援診療所の届出医療機関数は概ね増加から横ばいである。
○　在宅療養支援診療所のうち、訪問診療を行っている患者数が「1～9人」の医療機関が最も多い。

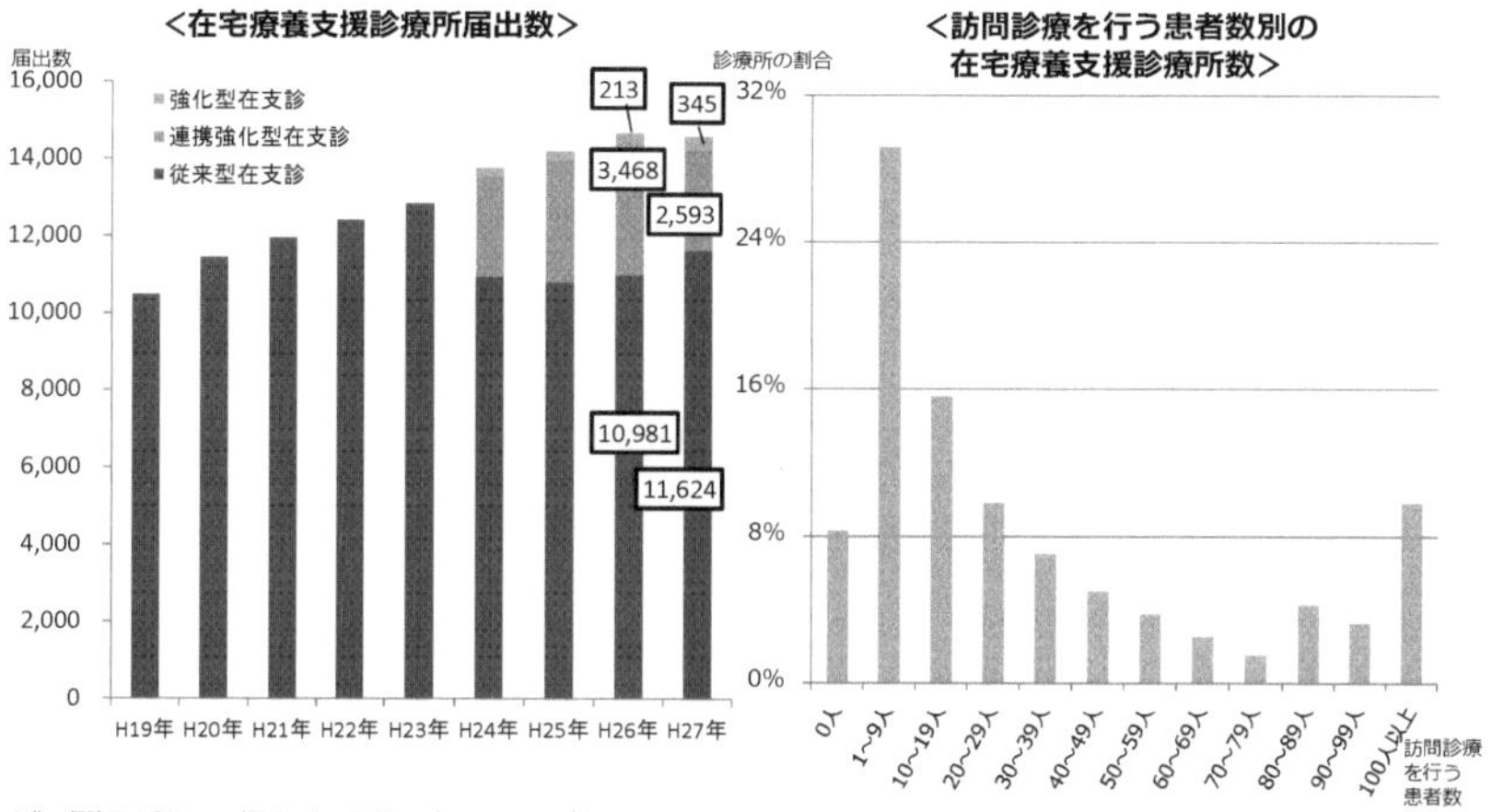


出典：保険局医療課調べ（平成27年7月1日時点）、平成26年度検証部会調査（在宅医療）

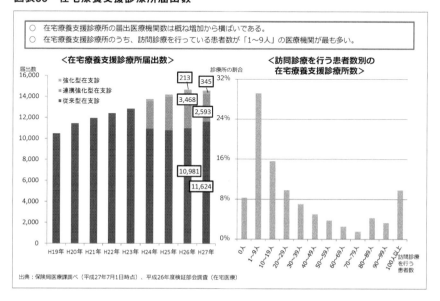

平成30年改定では、これらに加えてケアマネジャーや特養との連携、末期のがん患者診療の評価、さらには看取りに対する評価が行われています。

また、診療所を診療科別機能以外で区別化することも、有床と無床の区別以外については関係者間で合意は得られていませんでした。しかし、平成18年改定で新たな制度、すなわち在宅療養支援診療所が制度化されました（図表55）。

この在宅療養支援診療所は、順次増加してきていますが、平成24年改定では、新たなタイプとして機能強化型および連携型が加わり今日に至っています（図表56）。

在宅医療を支える機能の一つは、診療所を中心とした外来診療機能の質の向上や守備範囲の拡大で、不必要な入院を避けるためにも強化すべき事項であると考えます。

第6章

# 診療報酬の新たな潮流

これまで述べてきたように、診療報酬体系も時代の移り変わりとともに変化しています。高度経済成長とともに医療機関も増え、新たな医薬品や医療機器・材料が保険適用され、それが国民に大きな恩恵をもたらしてきました。世界一の長寿健康国家日本になったと思います。しかしながら、最近の最大の課題は超高齢化社会を迎えたことです。我が国の人口は減少しつつ、高齢者割合が増大します。一方国家財政は厳しい状況が続くことが予想されます。このような中での診療報酬体系は、どのような方向に進むべきなのでしょうか？

重要なのは、今後大量に生まれる「急性期医療を終えた患者や利用者」への適切なケアの提供です。介護保険システムの中での居宅介護支援事業所のケアマネジャーは、患者・利用者と介護事業所のマッチングを行っています。しかしこれからは、上記患者へのアプローチを強化していかなければなりません。居宅介護支援事業所から居宅介護「医療」支援事業所へ変貌していき、介護だけではなく医療の事業体とのマッチングも手掛けることによって患者・利用者の選択の幅を増やしながら、最適なケアが提供できるようになると思います。

診療報酬改定は2年に一度、介護報酬改定は3年に一度行われているため、6年に一度は同時改定となります。我が国の医療も介護も公的保険であることから、それらのサービスのほとんどが上記報酬によって賄われており、関係者の関心は、改定率が上がるのか下がるのか、また、個々の改定項目がどのように変わるのかに向けられています。改定の議論のときには、いくつかの重要なポイントがあります。それは、(1)財源や景気動向の問題、(2)人口動態や疾病構造の変化の問題、(3)医療・介護事業体の経営実態、(4)医薬品等の市場動向、(5)医療提供体制の再編、(6)新しい医療・介護技術を導入するかどうかの問題の6点です。

まず、最初の財源や景気動向については、税収や歳出の伸びを見ながら検討されます。図表57から分かるように我が国の財政収支は税収が減少しており、悪化の一途をたどっています。

その一方で年金、医療、介護、福祉といった社会保障給付費は１２０兆円を超える勢いで、国民医療費に関しても42・２兆円に達しています（図表58）。

平成30年度は社会保障費６３００億円の自然増のうち５０００億円は高齢者人口の増などによるもので、その差１３００億円を様々な適正化政策で縮減することが決定されました。小泉改革のときは、毎年２２００億円の縮減でしたので、それより少ない数字となっています。平成30年度予算では、高額療養費制度の自己負担限度額の上限の引き上げや、介護保険の３割負担（平成30年８月から一部の高齢者に対して実施）のほか、薬価の引き下げ等で埋めることとなりました。

また、介護保険料も制度発足時は全国平均２９１１円でしたが、平成30年時点では５８６９

**図表57　財政収支バランス**

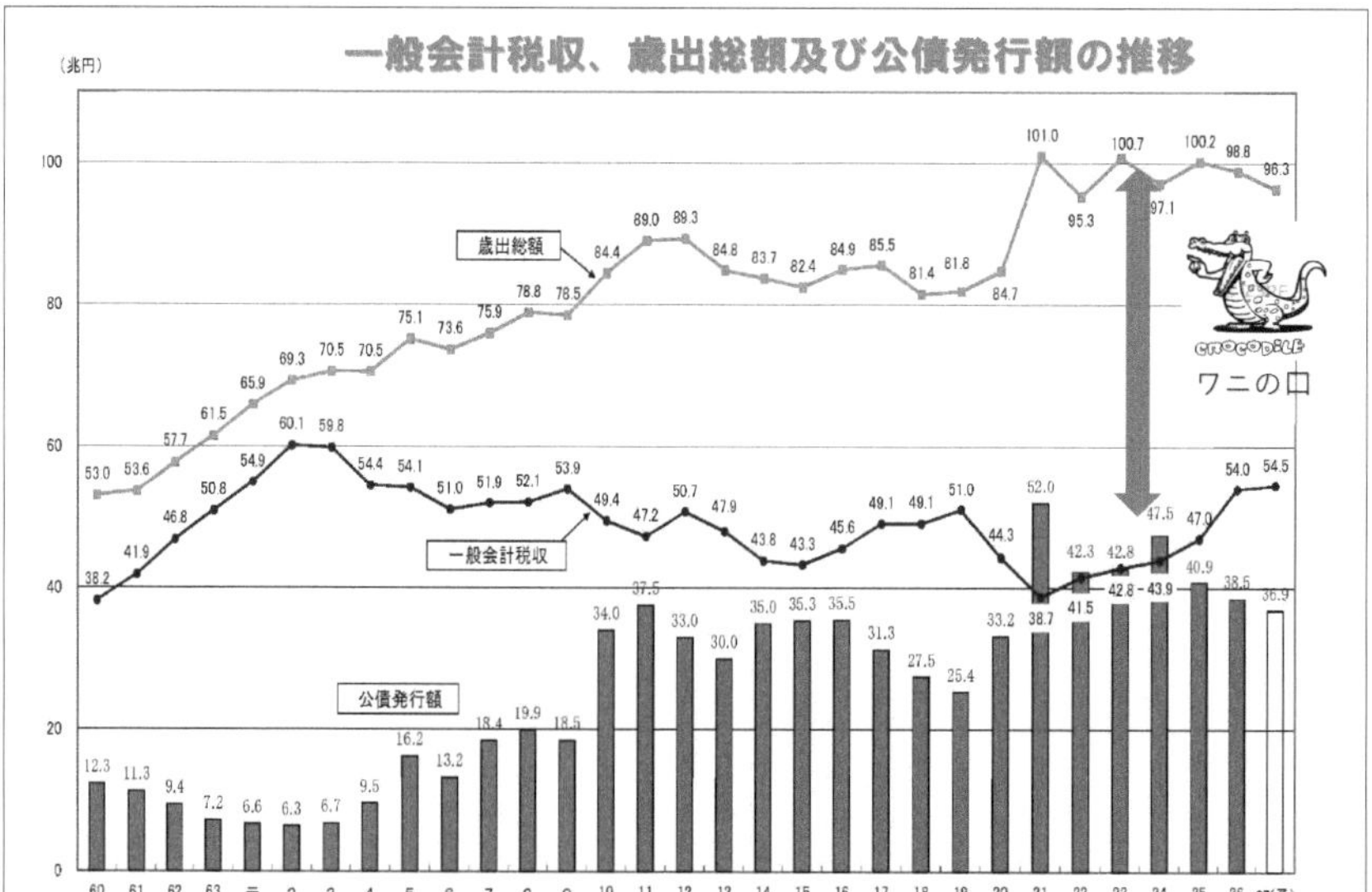

円となっています。年金天引きによる徴収方法が採用されていますが、基礎年金の平均受給額は約5・5万円なので、その1割が介護保険料として徴収されており限界であるともいわれています。（筆者（講演会から））

人口構造の変化、すなわち高齢者人口の伸びも一つのポイントで、医療費の自然増の一つの不可変要因として捉えています。ちなみに人口の歴史的推移を見てみると、西暦2100年には明治時代の人口規模（約7000~8000万人）に低下していくことが推計されています（図表59）。

医療・介護事業体の経営状態も判断するときの大きなポイントで、毎回、医療経済実態調査で診療所の黒字が大きいことがマスコミでも報道され、中医協でも議論されていることは周知のことと思います。中医協は個別の点数を決める場ですが、こうした報道がされると支払い側は病院に手厚く、診療所には引き下げを主張しますが、診療側は、その逆を主張して、なかなか合意に至らないことが多く見られます。介護事業者

**図表58　医療費の動向**

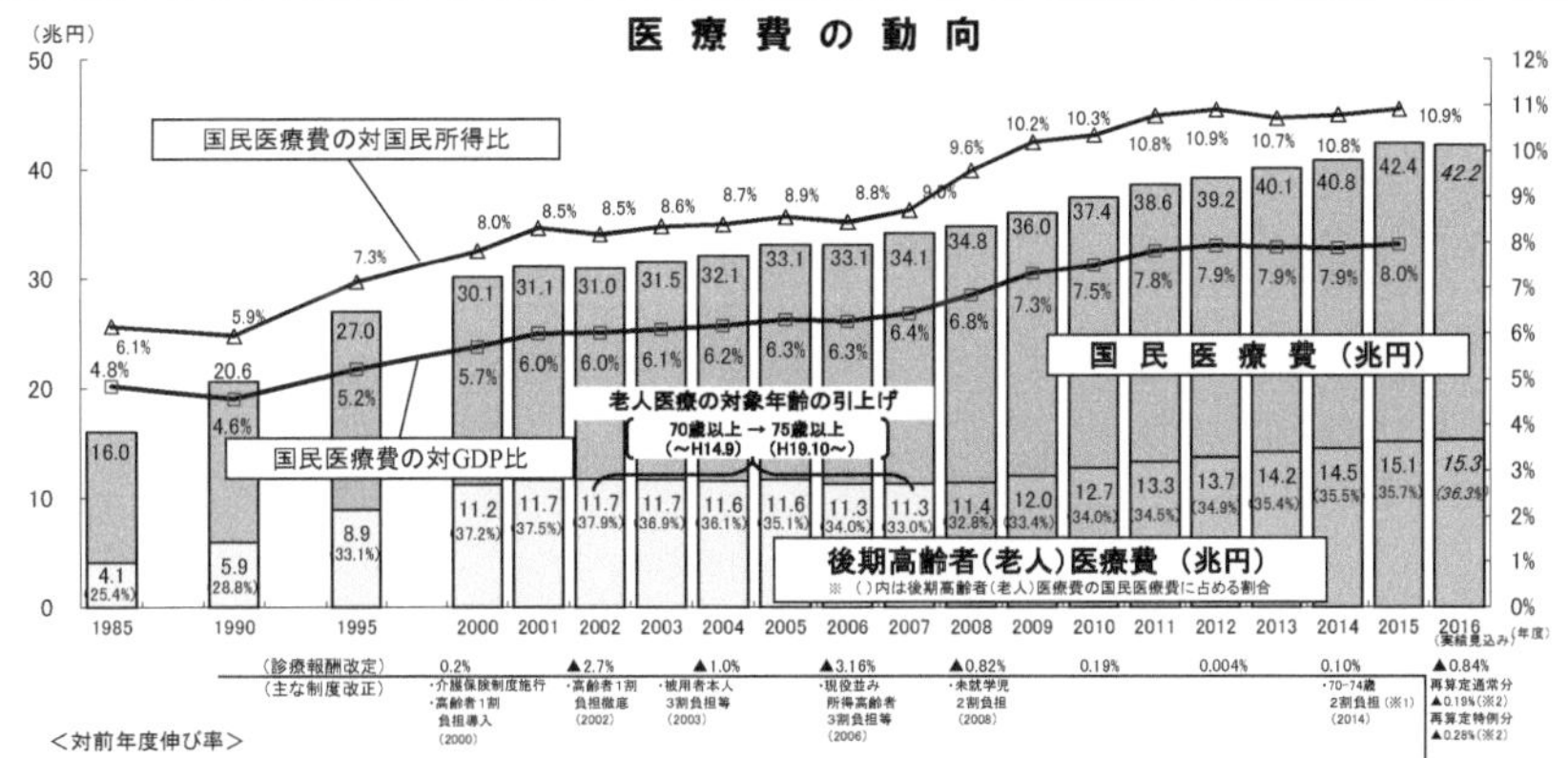


＜対前年度伸び率＞

| | 1985 (S60) | 1990 (H2) | 1995 (H7) | 2000 (H12) | 2001 (H13) | 2002 (H14) | 2003 (H15) | 2004 (H16) | 2005 (H17) | 2006 (H18) | 2007 (H19) | 2008 (H20) | 2009 (H21) | 2010 (H22) | 2011 (H23) | 2012 (H24) | 2013 (H25) | 2014 (H26) | 2015 (H27) | 2016 (H28) |
|---|---|---|---|---|---|---|---|---|---|---|---|---|---|---|---|---|---|---|---|---|
| 国民医療費 | 6.1 | 4.5 | 4.5 | ▲1.8 | 3.2 | ▲0.5 | 1.9 | 1.8 | 3.2 | ▲0.0 | 3.0 | 2.0 | 3.4 | 3.9 | 3.1 | 1.6 | 2.2 | 1.9 | 3.8 | *▲0.4* |
| 後期高齢者（老人）医療費 | 12.7 | 6.6 | 9.3 | ▲5.1 | 4.1 | 0.6 | ▲0.7 | ▲0.7 | 0.6 | ▲3.3 | 0.1 | 1.2 | 5.2 | 5.9 | 4.5 | 3.0 | 3.6 | 2.1 | 4.4 | *1.2* |
| 国民所得 | 7.2 | 8.1 | 2.7 | 2.4 | ▲3.0 | ▲0.4 | 1.4 | 1.3 | 1.2 | 1.3 | ▲0.0 | ▲7.2 | ▲2.9 | 2.4 | ▲1.0 | 0.4 | 3.9 | 1.2 | 2.7 | － |
| GDP | 7.2 | 8.6 | 2.9 | 1.3 | ▲1.8 | ▲0.8 | 0.7 | 0.5 | 0.9 | 0.7 | 0.3 | ▲4.1 | ▲3.4 | 1.4 | ▲1.1 | 0.2 | 2.6 | 2.1 | 2.8 | － |

（%）

注1　国民所得及びGDPは内閣府発表の国民経済計算による。
注2　2016年度の国民医療費（及び後期高齢者医療費。以下同じ。）は実績見込みである。2016年度分は、2015年度の国民医療費に2016年度の概算医療費の伸び率（上表の斜字体）を乗じることによって推計している。
（※1）70-74歳の者の一部負担金割合の予算凍結措置解除（1割→2割）。2014年4月以降新たに70歳に達した者から2割とし、同年3月までに70歳に達した者は1割に据え置く。
（※2）「再算定通常分」とは市場拡大再算定による薬価の見直し、「再算定特例分」とは年間販売額が極めて大きい品目に対する市場拡大再算定の特例の実施を指す。

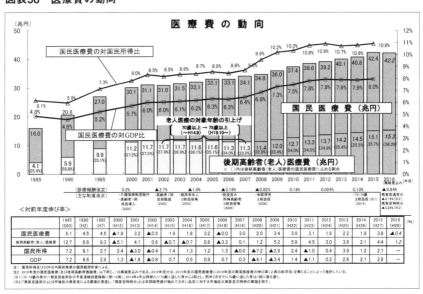

も介護事業経営実態調査の結果を反映することになります。

薬価や医療材料などの「もの代」は、TVなどの一般消費財と同じく値引きが行われています。ただ、一般消費財と違うのは、薬価は公定価格なので、その価格の妥当性が審議されるため、精密な調査（薬価調査（医薬品価格調査）および特定保険医療材料価格調査）が必要となります。その結果、薬剤価格は、概ね平均8％程度の値引きが行われています。したがって薬価を8％下げればよいのですが、平均が8％なので逆ざや現象が起こっている医薬品、地域もあるので、調整幅という緩衝価格を上乗せして決めることになります（約2％）。したがって6％になりますが、薬剤費を8兆円とすると、その6％で4800億円となります。国費は約4分の1なので1200億円削減されます。そうすると上記削減額の1300億円の圧縮のほとんどが、この薬価引き下げで賄われます。（筆者（講演会））

**図表59　我が国の人口の推移**

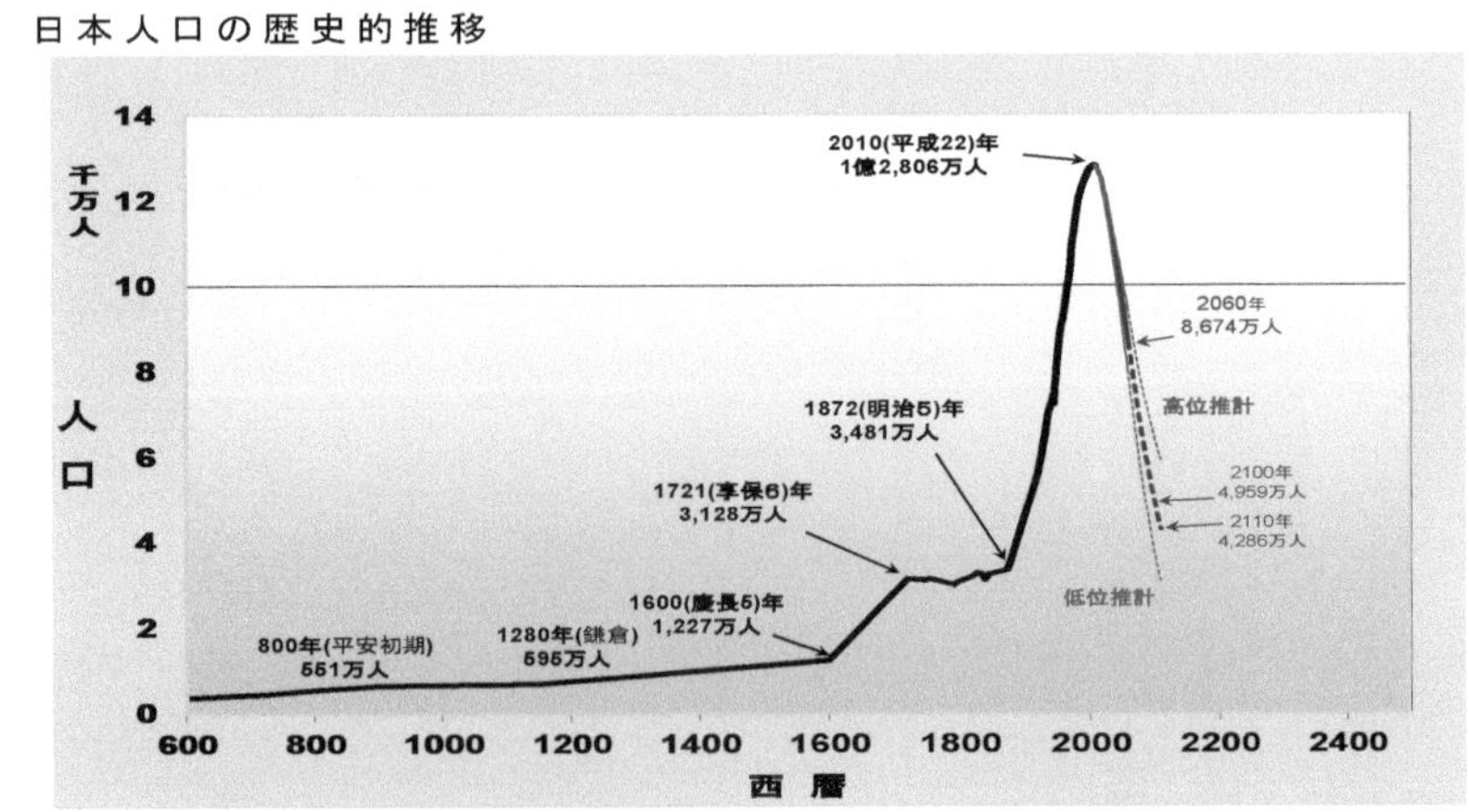


資料：国立社会保障・人口問題研究所「人口統計資料集」（1846年までは鬼頭宏「人口から読む日本の歴史」、1847～1870年は森田優三「人口増加の分析」、1872～1919年は内閣統計局「明治五年以降我国の人口」、1920～2010年総務省統計局「国勢調査」「推計人口」）2011～2110年国立社会保障・人口問題研究所「日本の将来推計人口」（平成24年1月推計[死亡中位推計]）．

提供：国立社会保障・人口問題研究所　森田朗所長

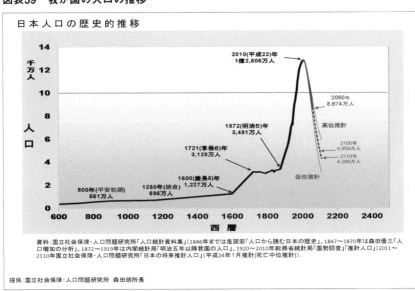

医療提供体制の見直しは、従来からの課題です。日本は病院数・病床数が多いのではないかとの指摘がされていますが、一度増えた病院をそう簡単には減らせません。そこで、これまで国が音頭をとっていた病床コントロール機能の責任を都道府県に持たせることにしました。また、国民健康保険の保険者も市町村から都道府県に移管されました。これによって、都道府県が病床規制および財政の中心となり大きな権限を持つことになりました。これから都道府県が行うことは、一般病床の機能分化（高度急性期、急性期、回復期、慢性期の4分類。精神病床は除きます）を行うことと、過剰病床を減らすことです。

一方、介護保険制度は、国と地方自治体による税金50％、保険料50％で成り立っています。また、介護報酬は薬価のような改定財源がないため、予算編成過程で注目されるのは、①介護給付対象高齢者がどの程度増えるのか、②利益率の高いサービスの価格引き下げ、③自己負担の増、④必要な介護サービスへの手当などです。これまでの介護報酬改定の年次推移を見ますと、図表60のように利益率の高いサービスへの引き下げが注目されます。対象者については、既述したように基本的に増加し、不可変要因として考えられていますが、給付対象者を絞る方法として特養入所者を要介護度3以上に制限したり、要支援者を給付外にするなどの方法があり、実行されてきました。

②の利益率を見ながらの改定は、これまでの議論からすると、収支差10％程度を一つの目安として考えているように思えます。これには特に理由はありませんが、上述したように10％も利益が出ているのなら5～6％程度引き下げても大丈夫ではないか、という少し粗雑な議論の上、決定されてきました。

③の自己負担の増については国民的な大議論になるので、政府としては避けたい項目です。政権の屋台骨を揺るがしたことも過去にはあります。したがって、低所得者対策と高額所得者対策を組み合わせないとものごとが進みません。2015年（平成27年）8月以降は、一定以上の所得層の方々は2割負担（平成30年からは一部3

割負担）ですが、基本的には1割負担です。医療保険のように3割負担にという声もありますが、なかなか政治的に許される状況にはありません。④の介護サービスですが、新たな介護技術と評価されるものは少ないため、現在のサービス項目が踏襲されることになり、その個々の単位数評価の動向が気になるところです。

今後の診療報酬改定の大きなテーマは、従来から様々な観点から進められている医療の効率化にあると思います。医療の無駄を省きましょう、ということです。ニボルマブを始めとして高額な医薬品開発が進んでいます。それらに対しては当然国民の目も厳しくなり、効果があるのか無いのかについてエビデンスが求められます。また、リハビリテーションの効果も疑問視される場合があります。費用対効果手法やアウトカム評価手法を政府が採用したことは、その改善の第一歩だと評価できます。

入院医療に関しては、必要もないのに7対1入院基本料を算定できないようにするため、平成18年改定で

**図表60　介護報酬改定率の推移**

介護報酬改定の改定率について

| 改定時期 | 改定にあたっての主な視点 | 改定率 |
|---|---|---|
| 平成15年度改定 | ○ 自立支援の観点に立った居宅介護支援（ケアマネジメント）の確立<br>○ 自立支援を指向する在宅サービスの評価<br>○ 施設サービスの質の向上と適正化 | ▲2. 3% |
| 平成17年10月改定 | ○ 居住費（滞在費）に関連する介護報酬の見直し<br>○ 食費に関連する介護報酬の見直し<br>○ 居住費（滞在費）及び食費に関連する運営基準等の見直し | |
| 平成18年度改定 | ○ 中重度者への支援強化<br>○ 介護予防、リハビリテーションの推進<br>○ 地域包括ケア、認知症ケアの確立<br>○ サービスの質の向上<br>○ 医療と介護の機能分担・連携の明確化 | ▲0. 5%[▲2. 4%]<br>※[ ]は平成17年10月改定分を含む。 |
| 平成21年度改定 | ○ 介護従事者の人材確保・処遇改善<br>○ 医療との連携や認知症ケアの充実<br>○ 効率的なサービスの提供や新たなサービスの検証 | 3. 0% |
| 平成24年度改定 | ○ 在宅サービスの充実と施設の重点化<br>○ 自立支援型サービスの強化と重点化<br>○ 医療と介護の連携・機能分担<br>○ 介護人材の確保とサービスの質の評価 | 1. 2% |
| 平成26年度改定 | ○ 消費税の引き上げ（8%）への対応<br>・基本単位数等の引き上げ<br>・区分支給限度基準額の引き上げ | 0. 63% |
| 平成27年度改定 | ○ 中重度の要介護者や認知症高齢者への対応の更なる強化<br>○ 介護人材確保対策の推進<br>○ サービス評価の適正化と効率的なサービス提供体制の構築 | ▲2. 27% |
| 平成29年度改定 | ○ 介護人材の処遇改善 | 1. 14% |
| 平成30年度改定 | ○地域包括ケアシステムの推進<br>○自立支援・重度化防止に資する質の高い介護サービスの実現<br>○多様な人材の確保と生産性の向上<br>○介護サービスの適正化・重点化を通じた制度の安定性・持続可能性の確保 | 0. 54% |
| 2019年度改定（10月～） | ○介護人材の処遇改善<br>○消費税の引上げ（10%）への対応<br>・基本単位数等の引き上げ<br>・区分支給限度基準額の引上げ<br>・補足給付に係る基準費用額の引上げ | 2. 13%<br>（処遇改善　1. 67%<br>消費税対応　0. 39%<br>補足給付　0. 06%<br>※四捨五入の関係で、合計しても2. 13%とはならない。） |

の導入後、数回にわたって是正が図られてきています。そもそも看護師数の評価については、その実際の配置に合わせて点数化できないものか考える必要があります。7対1から10対1に急激に下がる報酬体系では、無理してでも7対1を求めていきます。こうした中で平成30年改定では、その二つの間に「看護師数によらない基準」を設定しました。診療報酬史上初めてのことで画期的だと思います。ただ、7対1入院基本料を必要とする医療機関が少なくないことにも留意しなければならないと思います。

また、高齢化が進む中で要介護高齢者も増大の一途を辿っています。現在、特別養護老人ホーム（特養）と介護老人保健施設（老健）、療養病床がありますが、医療機関でも治療以外に生活の場も提供できる介護医療院の登場も大きな変化だと思います。従来の介護施設にだけまかせないで、病院もより要介護者の支援に一歩踏み出した点は評価できます。

さらに、近年、通販事業の拡大に見られるようにインターネットを介した物品販売も急激に伸びてきています。これらが国民に受け入れられているのは、自宅にいてサービスが受けられる点にあると思います。医療分野では電話等再診が挙げられますが、平成30年改定ではオンライン診療料が導入されました。初診はオンラインでは無理ですが、再診に関しては家にいながら診療を受けられるという制度です。

また、医療機関と薬局の関係も大きく変わりつつあります。医薬分業元年と言われたのは診療報酬上、処方箋料が10点から50点に引き上げられた1974年（昭和49年）のことです。それ以降も処方箋料を高く設定することにより経済誘導が図られ、医薬分業が進み今や医薬分業率は2015年（平成27年）時点で70％以上に、処方箋発行枚数は約8億枚に達しています。そんな中、新たに規制が緩和され「病院敷地内および病院建物内」薬局が解禁となりました。患者にとっては利便性が高くなります。現在、多くの門前薬局の淘汰が始まってきており、新たな医薬分業の姿が構築されようとしています。

## 1 アウトカム評価と費用対効果手法の導入

医療保険制度の役割の一つには、新たな医療技術（手術などの医師の技術、医薬品、医療機器・材料など）を国民に等しく提供することです。しかもその技術が、安全で効果的でなければなりません。ある特定の病院や医師だけが行える技術では、国民が等しくその技術を享受できないため保険の対象にはしていません。なぜならば、保険の対象にするためには医療提供者と被保険者や保険団体との合意が必要です。北海道の被保険者には使える技術が九州では使えないとなると話はまとまりません。現在の医療技術の導入プロセスは図表61のようになっています。

医療技術の進歩には目覚ましいものがありますから、2年に一度の診療報酬改定の際には関係学会から数多くの要望が出されます。それを一つ一つ審議していくことになりますが、専門的知識を持った有識者や現場の医師の意見を聞かなければ判断ができません。そこで、中医協のもとに診療報酬調査専門組織医療技

**図表61　新規の医療技術の導入プロセス**

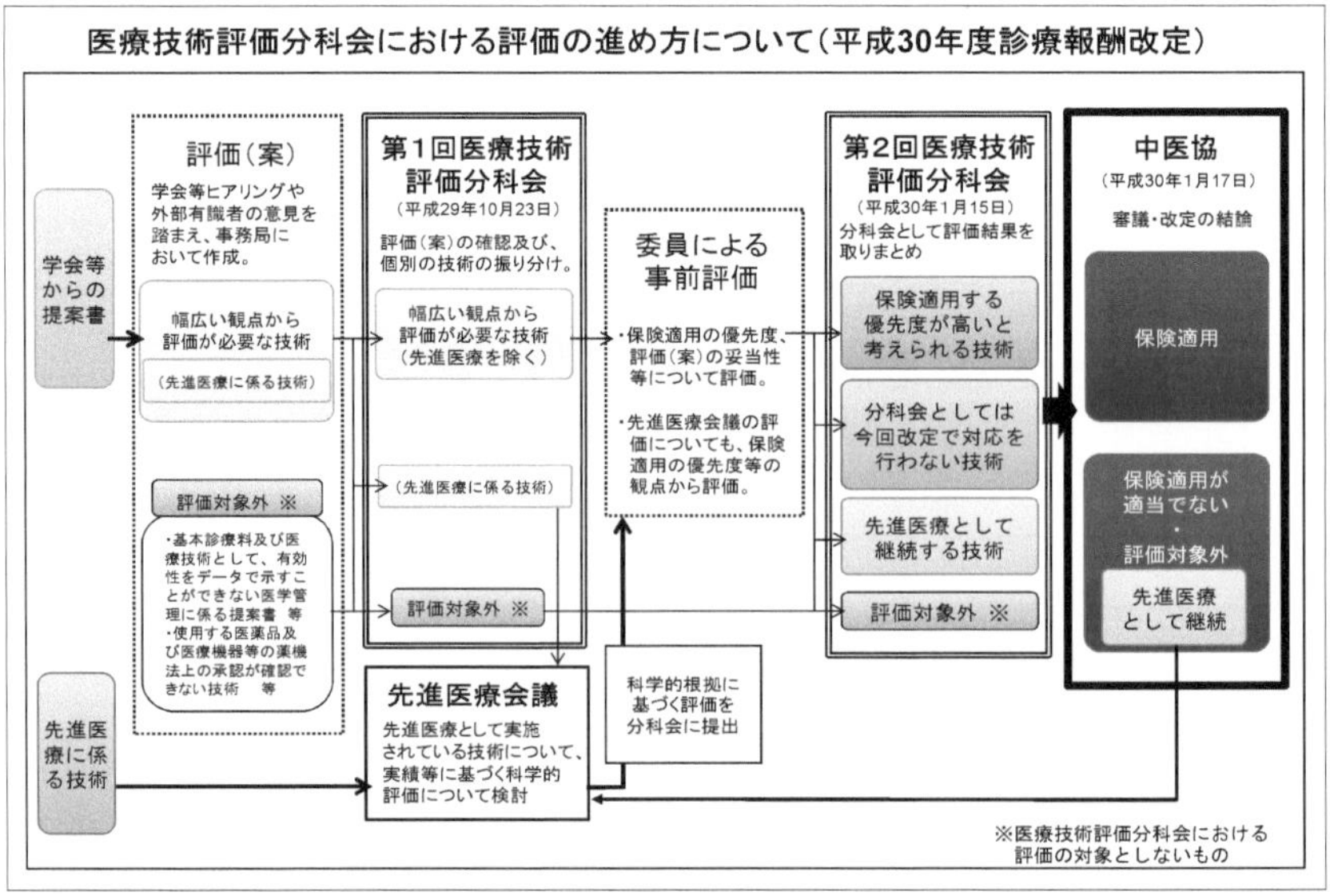

術評価分科会が平成16年に設置されました。新規医療技術を提案したグループは、この分科会に「有効性」に関する資料の提出が義務付けられています。その他にも、「安全性」「技術の成熟度」「普及性」「倫理性・社会的妥当性」「既存技術と比較した効率性」などについて評価します。技術の成熟度については、通常の臨床研修を終えた医師ならば、その技術を使うことができることを概ねの目安として考えられています。また、普及性というのは、手術用具に欠品が生じないか、あるいは運送に多大な手間ひまがかからないか等を見ていきます。さらに重要なのは、既存技術と比較して効率的であるかどうかという点で、新規技術を適用したら入院日数が大幅に増えたとかでは保険導入する意義が問われてしまいます。

私はあえて現時点の保険制度のもとでの点数構造についてその変遷の分析を行うことにより医療資源の節約とquality medicineを指向するような将来の点数構造の在り方を考察してみることにした。（途中　略）我が国の診療報酬制度は、古くは制限診療の撤廃に努力し、その結果、governmental controlの影響を最小限度に食い止めた一方、新開発医療技術に対する点数設定に成功したことは、新しい医療技術の普及を促すのに効果的であろう。しかも今回のCTスキャンの比較的低位点数設定あるいは人工透析点数の是正に見られる如く、経済的インタレストが開発技術に先行することを制御するといった極めて順応性と適切性をもった点数設定の進め方に高い評価を持つことができる。このことは、学問の進歩に対応して医療技術を早急に普及しつつ、医療費のコストダウンを図るといった困難と思われる作業に成功してきている。（岩井宏方、岩井医療財団理事長（当時））

最近話題となっている高額医薬品の問題は、上記6項目の評価は行っているものの、費用対効果の点で議論される必要性が生じてきています。それは単純に費用が高いからです。この評価には非常に難しい問題があります。50万円ならよいとか、100万円ではどうか、1000万円では高すぎるのではと言う話になるからです。

以前ペースメーカーが300万円もすると言って問題になりましたが、この場合、使わなければ患者は死亡してしまいます。

2004年冬、米国商務省のシェーン次長（仮名）と厚生労働省の会議室で向かい合って座り、医療材料価格の基本的改定方針について協議を続けていました。米国のペースメーカーやステントが米国販売価格の4～5倍（米国では50～60万円のものが日本国内では160～170万円）するのは、到底我々は納得できない、と日本側は発言しました。するとシェーンは、日本は病院が多すぎて流通コストに費用がかかる、Center of Excellenceといった構想を進めることはできないのか、また、日本国のルールは市場価格決定方式であり、これらの製品の市場価格が下がっていない、と反論しました。我が国は、2年に一度診療報酬改定を行ってきており、そのときにあわせて、薬価や材料価格の取引実態を調査しています。シェーンが言うのは、この調査によってペースメーカー等の実際の取引価格が下がっていないことを指摘したものでした。確かに、米国の大手病院では、これらの商品を大量に購買するため値引きが大きいことは知っていました。しかし、こんなにも差があることは、それだけでは説明できません。

たび重なる交渉の結果、当時の価格で10万円程度、約5％の引き下げ案を中医協に提出、中医協の承認を得て2004年4月から新価格となりました。日本政府との交渉で米国業界の意思よりも大きく引き下げられた責任をとってシェーンが商務省を去ったと聞いたのは数カ月後でした。彼女は、現在、米国材料業界団体で働いています。

それより数年前の1998年秋、MOSS協議のためにワシントンDCの米国商務省を訪れました。その米国商務省のジム（仮名）の言葉は一生忘れ得ない言葉となりました。彼は『ペースメーカーが高いと言うが、日本はペースメーカーを作ることができないではないか。例え1個1億円だとしても日本は買わざるを得ない。これは米国企業にとってはトヨタの仇なんだ』。確かに、我が国はペースメーカーを作ることができませんでした。Made in Japanのペースメーカーはなかったのです。その理由は、以前開発しようとした日本企業もありましたが、特許関係が多すぎて採算にあわないのと、観血的医療材料は死亡事故につながるケースも少なくないため、企業リスクを嫌うためであるとのことでした。92％は米国製で、残り8％はヨーロッパ製でした。ジムは有能な行政官でありましたが、その後、米国の材料団体の役員となりました。日本に来ると必ず、ホテルオークラで朝食をとり、本音で話し合うことのできた数少ない米国人です。シェーンもジムもそうですが、商務省の役人であったかと思うと、今度は業界団体を代表してのネゴシエーターとなり、我々は米国政府と交渉しているのか、業界代表と交渉しているのか分からなくなります。これが米国流なのか、日本では到底考えられないことでした。（筆者、医療課企画官（当時））

これは、ペースメーカーを巡る日米交渉の記録です。高額な医療機器や医薬品は欧米諸国のものが多く、個別の価格決めには相当な時間と労力を必要とします。

しかしながら、医薬品の場合、その効果には少なくないバラツキがあります。非常に効果があった患者とそうでない患者がいます。

「費用対効果は、医薬品だけではなく、医療材料や医療技術も対象となり得ます。今後、原理原則をどうするか、個別に適用する場合にどうするのかという議論が必要です。次回改定までにどこまでできるかは今後の検討課題です。高額な医薬品を保険適用することの是非について、また、どのくらいの価格が適正なのかについては、なんらかの指標を参考にすることは考えられます。ただ、英国のＮＩＣＥ（国立医療技術評価機構）のよう

なやり方が適当なのかどうかは、検討しなければならない課題です」（鈴木康裕、医療課長（当時））

費用対効果については2012年（平成24年）5月に、中医協に専門部会（費用対効果評価専門部会）が設置されてから議論が開始されました。

ここ数年、急速にどの国でも医療費の上昇という問題があり、費用対効果の議論ということを政策の中に関連させていくという動きが先進国の中でも見られてきている。一番典型的なのは英国NHSのNICEだが、あれほどドラスチックなものではないにしても、様々な形でヘルス・テクノロジー・アセスメントといったものが入れられてくるので、そういったことを今後の価格付けの中でしていくことが必要なのではないだろうか。（遠藤久夫、中医協会長（当時））

その後、精力的に審議が重ねられ、2019年（平成31年）4月から我が国で初の費用対効果評価制度が導入されました。本制度の特徴は、①費用対効果指標としてはICER（増分費用効果比）を用いていること、②企業による分析と公的な分析双方の総合判断手法を用いていることです。

一方、アウトカム評価については、2008年（平成20年）の改定で入院患者へのリハビリテーションの効果に着目した診療報酬体系が導入されました。すなわち、回復期リハビリテーション病棟入院料1に重症患者回復病棟加算を新設し、施設基準に「重症者の3割以上が退院時に日常生活機能が改善すること」とされました。

「高齢化が進むほど脳卒中が増えてくる。脳卒中の場合障害が残る人が多い。今の状況が続けば、何十万という人を病院でみなければいけないことになる。そうならないために、t-PAがしっかり使える体制をつくるとか、しっかりリハビリテーションが出来る体制を整える必要がある。その意味で、回復期リハビリテーションは非常に重要だ。今後、リハビリテーションの担い手としては、PTなども増えていくが、必ずしも質が伴っているかどうかは分からない。リハビリテーションの質に着目していく必要があり、しっかり回復させることの出来る質の高い病院をつくっていきたいし、その病院がPTをOJTでトレーニングできる場所になって欲しい。そのために成功報酬的な考え方を導入した。なお、指標については、一定数の病院からデータを集めて今回要件を決めたが、さらにデータを集めて評価の方法を含めて検討していく」（原徳壽医療課長（当時））

この回復期リハビリテーション病棟における成功報酬型診療報酬は、さらに平成28年改定により、評価指標としてはＦＩＭ[17]を用いるようになりました。入棟時と退棟時の点数を比較して改善度合いによって施設基準が分けられています。

## 2 新しい入院基本料（看護基準の無い入院料の登場（平成30年改定））

ここ10年くらいの診療報酬改定は、7対1看護（7対1入院基本料）の取得病院の適正化に議論が集中してきました。平成18年改定で導入された7対1入院基本料の点数が10対1入院基本料より286点高い（年間で50床当たり5219万円の差）ため、多くの病院が看護師集めに奔走しました。看護師を手厚くし医療の質を高めることは評価できますが、それほど多くの看護師を必要としていない病院までが、こぞって7対1入院基本料を算定してしまっているのではないかとの批判が生まれてきました。そこで、「それ程多くの看護師を必要としてい

17 FIM；Functional Independence Measureの略。機能的自立度評価法

ない」かどうかの判断をどうするのかが問題となり、重症度や医療・看護必要度による点数評価方式が導入されました（図表62）。

しかしながら、この方式をもってしても7対1入院基本料は、それほど減少してきていないのが実情です。その最も大きな要因は、7対1入院基本料と10対1入院基本料の格差が大きすぎるからだと思います。より細かく8対1とか9対1とかの基準があれば、あるいは、看護師実数に対する評価があれば済む問題だと思います。平成30年改定では、7対1入院基本料と10対1入院基本料との間に看護師数による評価を行わず、重症度、医療・看護必要度による差を評価し、「看護基準の無い」算定方式が導入されました。すなわち10対1入院基本料以上であれば、看護師数による評価はしない方法を採用したわけです（図表63）。

「現在の入院基本料は、平成12年に入院時医学管理料、看護料、室料・入院環境料の3つを合わせて設定されたものです。そもそも、入院基本料は、医学管理や療養環境の評価を含めた基本料で

**図表62　重症度、医療・看護必要度**

## 一般病棟用の「重症度、医療・看護必要度」の見直し（評価票について）

➢ 一般病棟用の重症度、医療・看護必要度に係る評価票

| A | モニタリング及び処置等 | 0点 | 1点 | 2点 |
|---|---|---|---|---|
| 1 | 創傷処置<br>（①創傷の処置（褥瘡の処置を除く）、②褥瘡の処置） | なし | あり | – |
| 2 | 呼吸ケア（喀痰吸引のみの場合を除く） | なし | あり | – |
| 3 | 点滴ライン同時3本以上の管理 | なし | あり | – |
| 4 | 心電図モニターの管理 | なし | あり | – |
| 5 | シリンジポンプの管理 | なし | あり | – |
| 6 | 輸血や血液製剤の管理 | なし | あり | – |
| 7 | 専門的な治療・処置<br>（① 抗悪性腫瘍剤の使用（注射剤のみ）、<br>② 抗悪性腫瘍剤の内服の管理、<br>③ 麻薬の使用（注射剤のみ）、<br>④ 麻薬の内服、貼付、坐剤の管理、<br>⑤ 放射線治療、⑥ 免疫抑制剤の管理、<br>⑦ 昇圧剤の使用（注射剤のみ）、<br>⑧ 抗不整脈剤の使用（注射剤のみ）、<br>⑨ 抗血栓塞栓薬の持続点滴の使用、<br>⑩ ドレナージの管理、⑪ 無菌治療室での治療 ） | なし | – | あり |
| 8 | 救急搬送後の入院（2日間） | なし | – | あり |

| B | 患者の状況等 | 0点 | 1点 | 2点 |
|---|---|---|---|---|
| 9 | 寝返り | できる | 何かにつかまればできる | できない |
| 10 | 移乗 | 介助なし | 一部介助 | 全介助 |
| 11 | 口腔清潔 | 介助なし | 介助あり | – |
| 12 | 食事摂取 | 介助なし | 一部介助 | 全介助 |
| 13 | 衣服の着脱 | 介助なし | 一部介助 | 全介助 |
| 14 | 診療・療養上の指示が通じる | はい | いいえ | – |
| 15 | 危険行動 | ない | – | ある |

| C | 手術等の医学的状況 | 0点 | 1点 |
|---|---|---|---|
| 16 | 開頭手術（7日間） | なし | あり |
| 17 | 開胸手術（7日間） | なし | あり |
| 18 | 開腹手術（4日間） | なし | あり |
| 19 | 骨の手術（5日間） | なし | あり |
| 20 | 胸腔鏡・腹腔鏡手術（3日間） | なし | あり |
| 21 | 全身麻酔・脊椎麻酔の手術（2日間） | なし | あり |
| 22 | 救命等に係る内科的治療（2日間）<br>（①経皮的血管内治療<br>②経皮的心筋焼灼術等の治療<br>③侵襲的な消化器治療） | なし | あり |

［各入院料・加算における該当患者の基準］

| 対象入院料・加算 | 基準 |
|---|---|
| 一般病棟用の重症度、医療・看護必要度 | ・A得点2点以上かつB得点3点以上<br>・「B14」又は「B15」に該当する患者であって、A得点が1点以上かつB得点が3点以上<br>・A得点3点以上<br>・C得点1点以上 |
| 総合入院体制加算 | ・「B14」又は「B15」に該当する患者であって、A得点が1点以上かつB得点が3点以上<br>・A得点2点以上<br>・C得点1点以上 |
| 地域包括ケア病棟入院料（地域包括ケア入院医療管理料を算定する場合も含む） | ・A得点1点以上<br>・C得点1点以上 |

あり、看護配置ですべてを決める考え方ではないと認識していました。しかし、世の中では看護サービスを評価するという受け止め方が多く、これには違和感があり、医師を含めた様々な職種による全体の医学管理を評価しているのだから、原点に立ち返るべきなのではないかと考えました。高度急性期、急性期の看護配置はミニマムとして10対1になります。その上で、必要に応じた看護配置と多職種を含めてどういう体制をとっているかを評価します。これまで地域によっては医療資源も医療ニーズも異なる中で、7対1を取ることが目的化している状況がありました。（略）7対1と10対1の点数差があまりに多くて、転換は事実上困難な状態でした。」（迫井正深、医療課長（当時））

しかしながら、今回の措置をもってしても、厚生労働省が実施した「平成30年度入院医療等の調査」では、改定前に7対1入院基本料を算定していた病棟の6・5％しか7対1入院基本料以外に移行していませ

**図表63　新しい入院料**

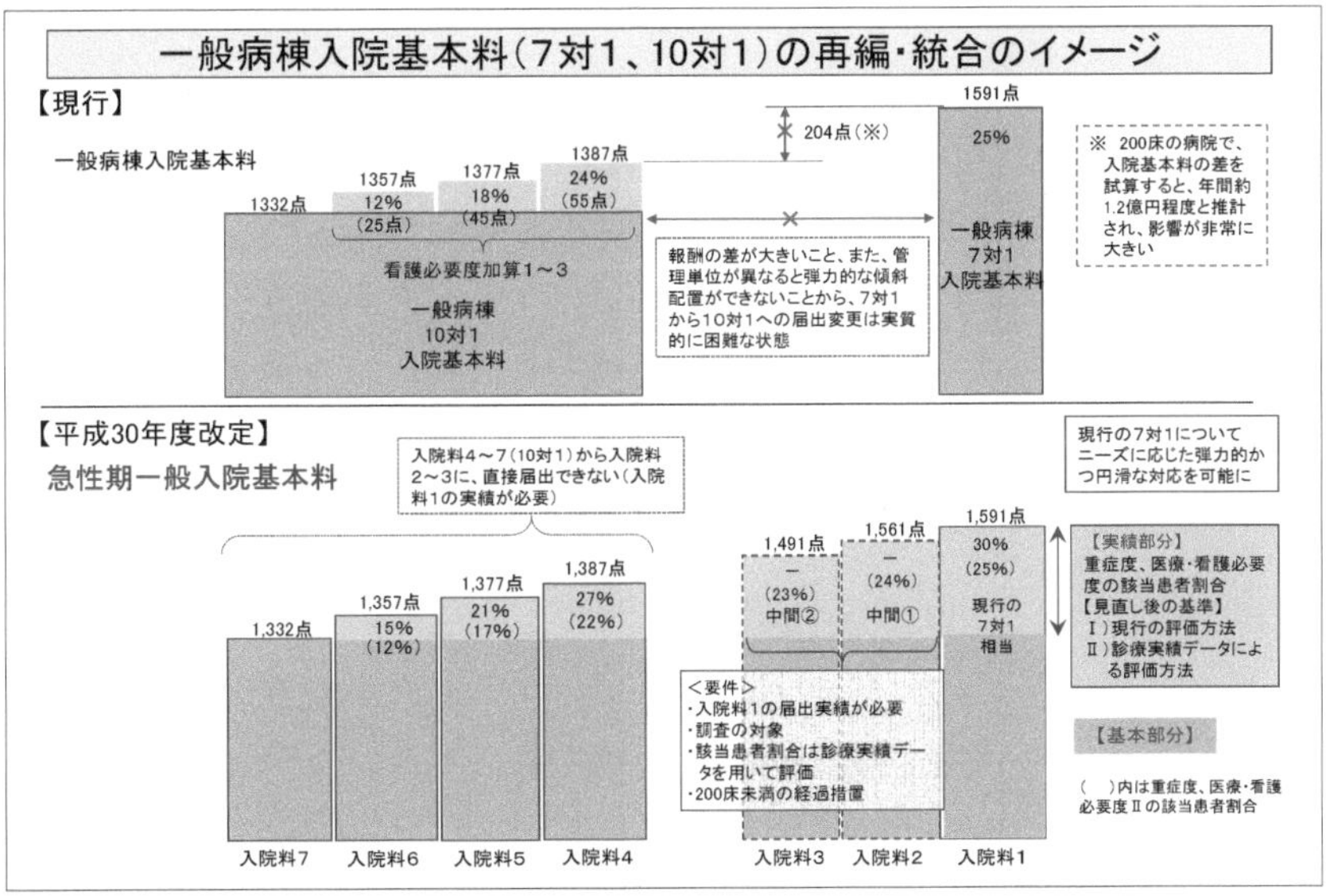

ん（令和元年6月1日時点）。今後の7対1入院基本料の病床数の推移が注目されていますが、そもそも急性期一般病棟の看護師数はどの程度が適正であるのかについては的確な判断基準が存在しません。

7対1病床過剰論は、以下の2点を見落としています。一つは日本の病床当たりの看護職員数は、7対1病床を含めて、他の先進国の水準を下回っていること。もう一つは、7対1病床には、看護職員の労働条件を改善して職務満足度を向上させ、離職率を低下させたという「効果」があることです。（二木立：地域包括ケアと地域医療連携、第4節から引用）

## 8・6対1看護

今回の改正をさらに敷衍するとリニアな看護基準という方法もあると思います（図表64）。この方法だと実際に配置した看護師の数に合わせて診療報酬をもらえるので、無理して10対1入院基本料から7対1入院基本料にジャンプする必要はありません。

図表64　8.6対1看護料のイメージ　（著者作図）

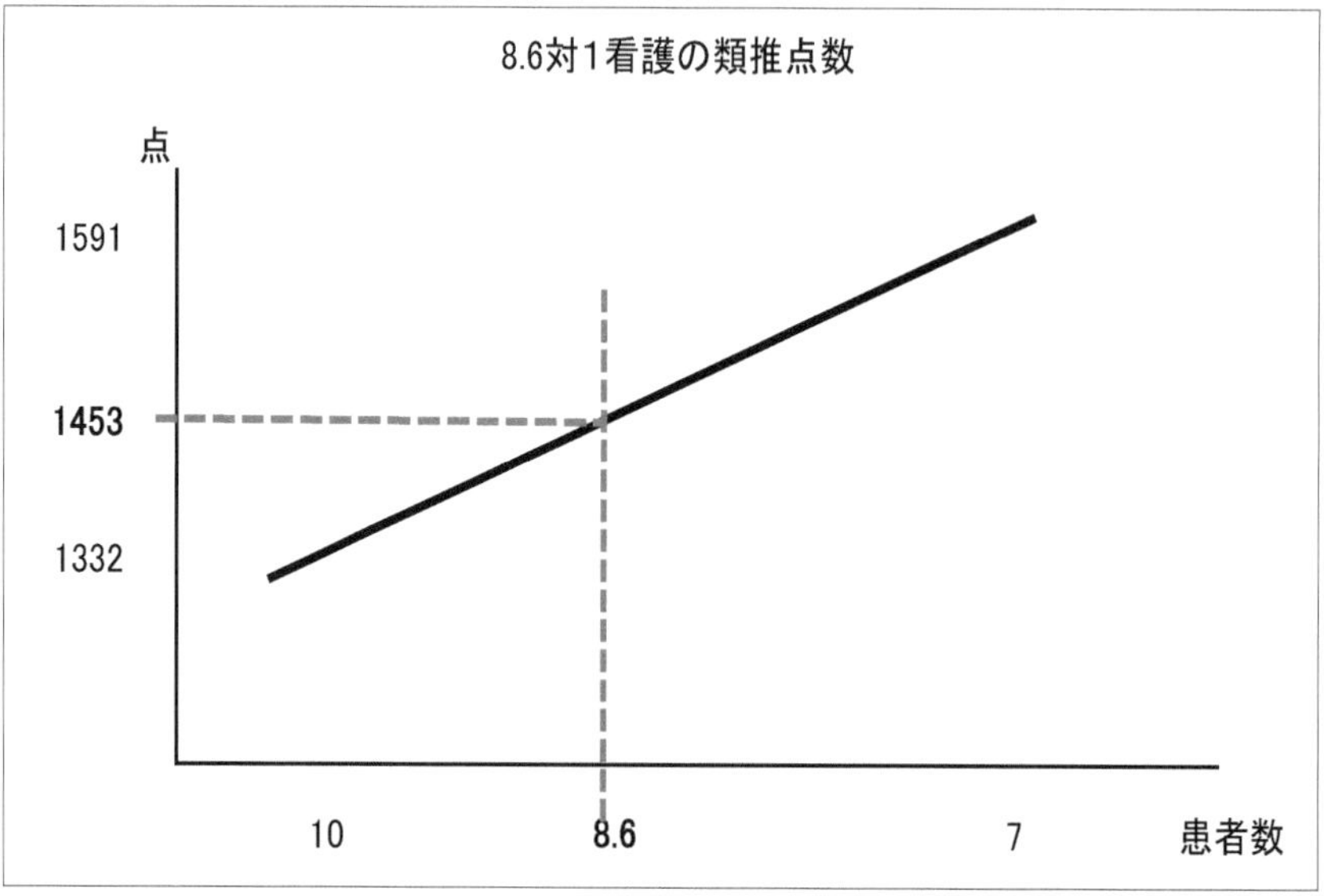

## 3 介護医療院の創設

第193回通常国会において介護保険法改正案が成立しました。この中でも特に注目すべきは「介護医療院」の創設です。これまでも、介護療養型病床は廃止し、医療療養型への移行を推進してきたのですが、これで介護療養施設サービスを介護保険の中で評価することが固定化されました。この施設は介護保険法で定義付けられていますが（図表65）、医療法にも医療施設と規定されています。この介護医療院の創設で、介護療養病床と25対1医療療養病床が吸収され（図表66）、その後の姿としては、介護報酬では介護医療院、特別養護老人ホーム、介護老人保健施設の３類型になると思います。

さて、要介護高齢者の慢性期医療や介護サービスの入所施設は、図表67のように様々あります。これにさらに介護医療院が加わり、選ぶ利用者・患者の選択の幅が大きくなります。特に最近では有料老人ホームとサービス付き高齢者住宅（サ高住）が急増、これらに

**図表65　介護医療院等の定義**

| | |
|---|---|
| 介護医療院<br>（介護保険法第８条第29項） | 介護医療院とは、要介護者であって、主として長期にわたり療養が必要である者に対し、施設サービス計画に基づいて、療養上の管理、看護、医学的管理のもとにおける介護および機能訓練その他必要な医療並びに日常生活上の世話を行うことを目的 |
| 特別養護老人ホーム<br>（老人福祉法第20条の５、介護保険法第８条第27項） | 施設サービス計画に基づいて、入浴、排泄、食事等の介護その他の日常生活上の世話、機能訓練、健康管理および療養上の世話を行うことを目的 |
| 介護老人保健施設<br>（介護保険法第８条第28項） | 主としてその心身の機能の維持回復を図り、居宅における生活を営むことができるようにするための支援が必要である者に対し、施設サービス計画に基づいて、看護、医学的管理のもとにおける介護および機能訓練その他必要な医療並びに日常生活上の世話を行うことを目的 |

特別養護老人ホーム（特養）が追随しています。これらの施設タイプはいずれも「医療外付け」です。すなわち要介護状態になっても自宅あるいは自宅に近い環境で過ごしたいと希望する方が増えてきており、これが制度的に制約の少ない有料老人ホームやサ高住が増加してきている理由の一つであると考えられます。デンマークでは1988年に特別養護老人ホーム（プライエム）の新規建設[18]が禁止されました。そして、これらの施設はリハビリ施設と住居という形で再構成されました。

一方病院は、若年者も高齢者も入院受療率が減少し（図表68）、かつ高齢化しつつあり、そして病床稼働率も下がってきています（図表69）。

すでに7対1入院基本料以外の入院基本料の入院受療率は、80％を割り75％程度となっています。病院が急性期に特化していき、急性期以降は、回復期もしくは地域包括ケアに移行していくというシナリオは、それ自体間違ってはいないのですが、この入院受療率の

18 施設建設禁止法

**図表66　療養病床再編の概要**

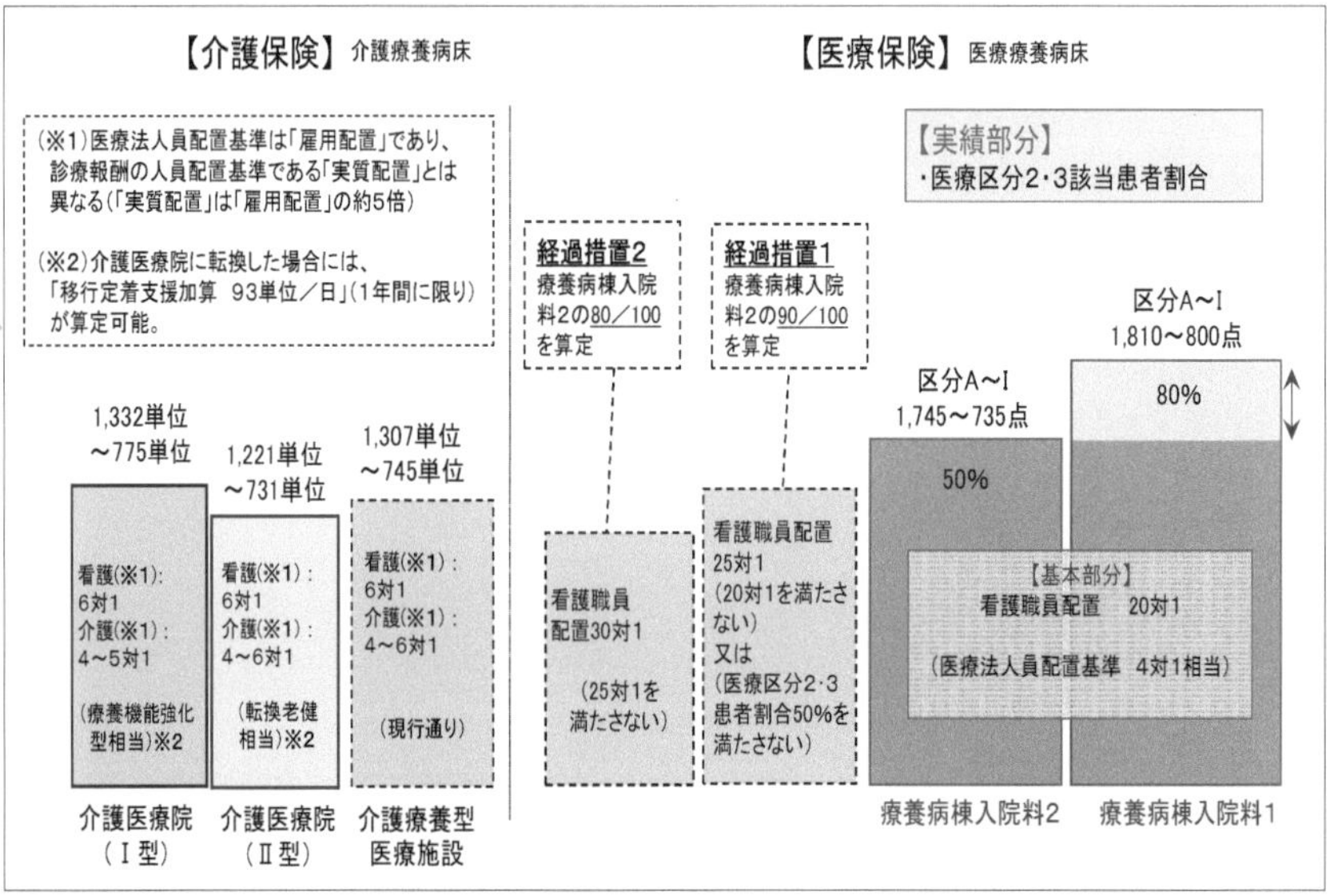

## 図表67　高齢者向け住まい・施設の定員数の推移

○　高齢者向けの住まいは、有料老人ホーム、サービス付き高齢者向け住宅を中心に増加傾向にある。

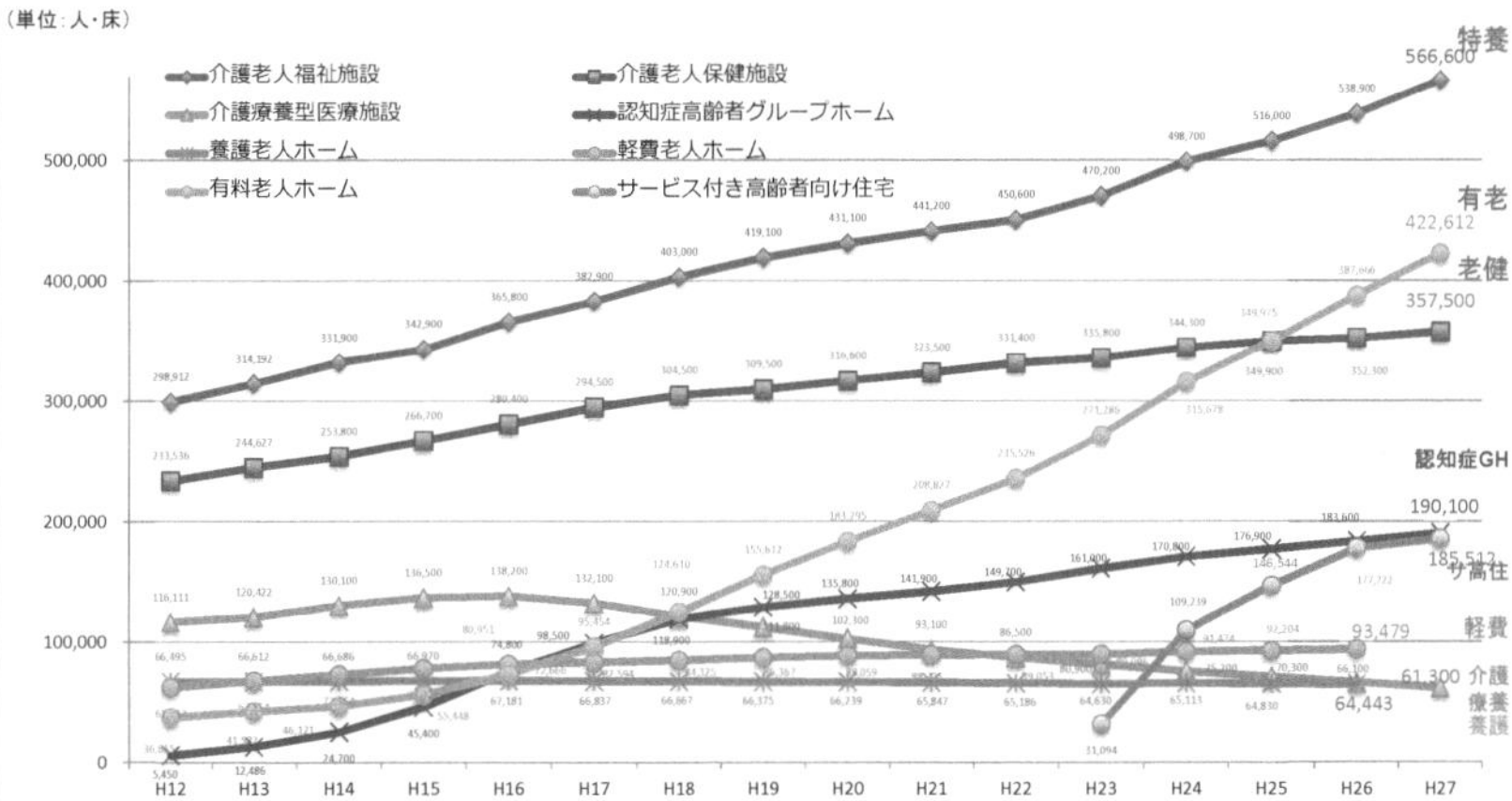


※1：介護保険3施設及び認知症高齢者グループホームは、「介護サービス施設・事業所調査(10/1時点)【H12・H13】」及び「介護給付費実態調査(10月審査分)【H14～】(定員数ではなく利用者数)」による。
※2：介護老人福祉施設は、介護福祉施設サービスと地域密着型介護老人福祉施設入所者生活介護を合算したもの。
※3：認知症高齢者グループホームは、H12～H16は痴呆対応型共同生活介護、H17～は認知症対応型共同生活介護により表示。
※4：養護老人ホーム・軽費老人ホームは、「H25社会福祉施設等調査(10/1時点)」による。ただし、H21~H23は調査票の回収率から算出した推計値であり、H24･25は基本票の数値。
※5：有料老人ホームは、厚生労働省老健局の調査結果(7/1時点)による。
※6：サービス付き高齢者向け住宅は、「サービス付き高齢者向け住宅情報提供システム(9/30時点)」による。

## 図表68　入院受療率

○　受療率は全体的に低下傾向であり、特に65歳以上で顕著。

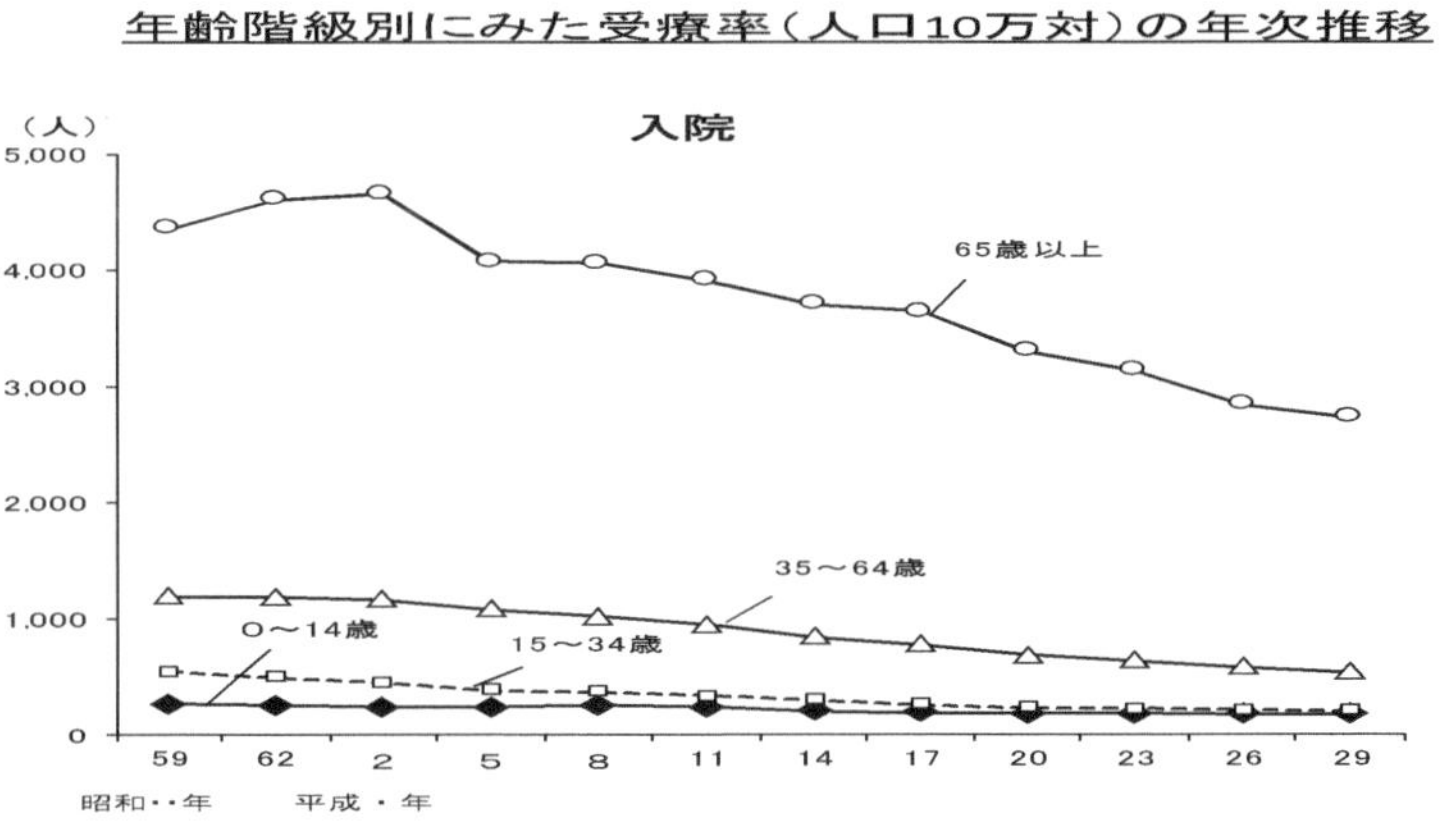


注：平成23年は、宮城県の石巻医療圏、気仙沼医療圏及び福島県を除いた数値である。

出典：患者調査

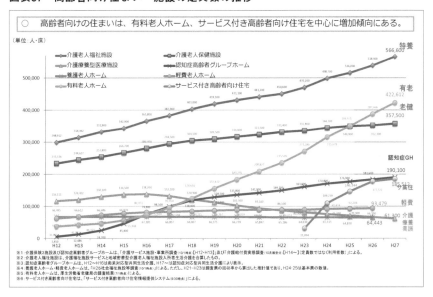

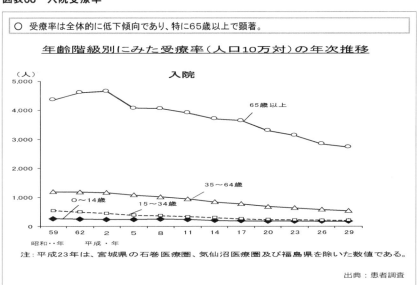

動きを見ますと、7対1入院基本料以外の病棟を有する病院の経営が相当厳しくなると考えられます。

また、回復期や地域包括ケアを退院した患者は、介護医療院に移行していくことになりますが、医療外付け介護関連施設のニーズが高まってきている状況を鑑みると介護医療院の在り方が問われ続けるのではないかと考えます。

直近のデータでは、25対1医療療養病床の6割が、20対1医療療養病床に転換しています（2019年1月時点：日慢協調査）。また、介護医療院への転換については、施設数113施設、病床数7414床（I型4672床、Ⅱ型2742床）となっています（2018年12月末：厚生労働省）。

## 4 在宅診療報酬の課題とオンライン診療の登場

平成30年改定では、将来の医療を大きく変える可能性を秘め、画期的な「オンライン診療料」（70点／月）が新設されました。これまでの診療は「対面診療」が原則でした。したがって、高血圧症患者は、2～3カ

**図表69　病床稼働率**

○　病床稼働率は、7対1入院基本料が最も高い。7対1入院基本料及び10対1入院基本料の病床稼働率は、平成27年以降、上昇傾向。

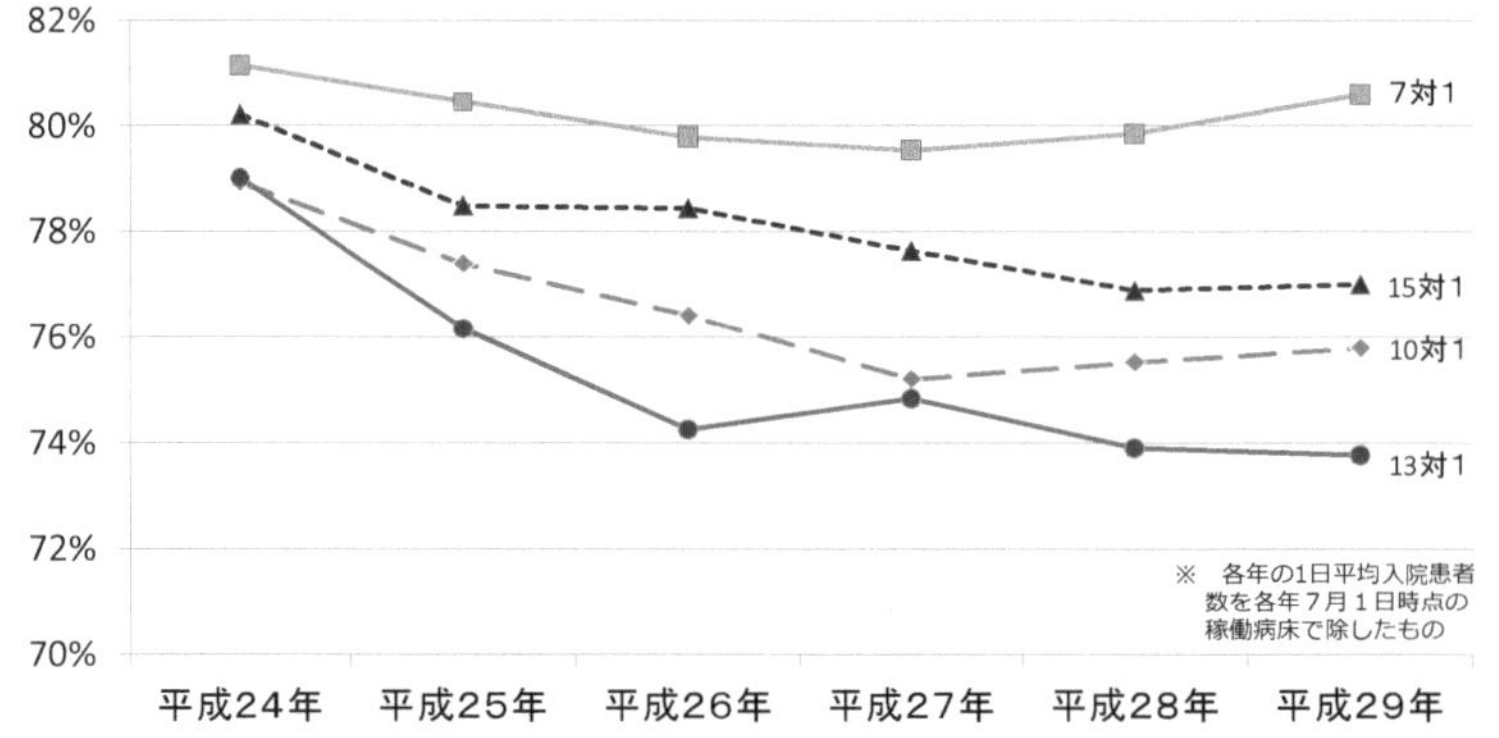


※　平成24、25年は7対1入院基本料の経過措置病棟のデータを除いた値

出典：保険局医療課調べ

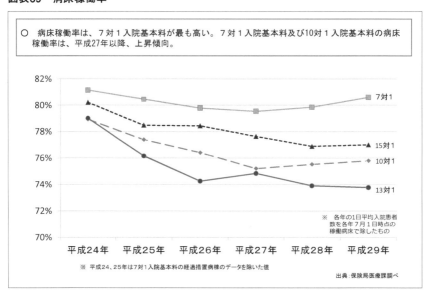

月に一度、薬だけを取りに医療機関を訪れる必要がありました。しかし、今回の改定でオンライン（TV電話）[19]で済むことになり、患者の利便性が増しました。もちろんどんな患者でも良いというわけではありません。特定疾患療養管理料、小児療養指導料、てんかん指導料、難病外来指導管理料、糖尿病透析予防指導管理料、地域包括診療料、認知症地域包括診療料、生活習慣病管理料、在宅時医学総合管理料、精神科在宅患者支援管理料の10の指導料等に限定されています（オンライン診療料対象管理料等）。また、6カ月の間は、月に一度の対面診療を実施することが義務付けられています。

オンライン診療に関する法的整理は以下の通りです。

医師法第20条には、「医師は自ら診察しないで治療をし、もしくは診断書、処方箋を交付してはならない」とありますが、除外規定として「遠隔診療についても、あくまで対面診療の補完であるが、直接の対面診療に代替し得る程度の患者の心身の状況に関する有用な情報が得られる場合、遠隔診療は直ちに医師法第20条に抵触しない」としています。さらに平成9年健康政策局長通知の留意事項として、原則対面診療であるが、①直接対面診療を行うことが困難である場合、②病状が安定している場合については遠隔診療を可としています。

今後は、導入実績を分析しながら、また、処方箋の取り扱いも議論しながら拡大されていくと思います。

一方、在宅医療もかつてより進展しています（図表70）。この図表から分かるように、訪問診療を受ける患者は大幅に増加しています。特に、75歳以上患者への月当たり訪問診療レセプト件数は、２００８年（平成20年）には２２６１０７件でしたが、２０１５年（平成27年）には６２４６０１件と2・8倍に増えています。訪問診療とは、「計画的」に患者宅を訪問し診察するサービスのことで、急性期対応する往診とは異なります。訪問診

19 リアルタイムで画像を介したコミュニケーションが可能な情報通信機器

療を受ける人の多くは、身体機能低下のために通院が困難な患者です。図表71にみられるように、80歳以上になると急激に介護サービスが必要となってきます。したがって、通院が困難で自宅で療養せざるを得ない患者に対して、総合的な保健医療介護サービスが必要となってきています。このような状況に呼応して訪問薬剤管理指導も年間178万回から641万回と3・6倍に、訪問看護ステーション数も5190箇所から8613箇所へ1・7倍に増加しています。

一方、平成26年受療行動調査で53298人に調査したところ、退院の許可が出たにもかかわらず自宅に戻れないとした患者の割合が24％に達していると報告されています。自宅療養を可能にする条件は図表72にある通りで、介護保険への橋渡しが円滑に進めば解決できるケースも少なくありません。

**居宅介護「医療」支援専門員**

地域の在宅医療をさらに推し進めるには司令塔が必要です。司令塔といっても一カ所ではありません。ネットワーク型の体制が構築されないとうまくいかな

図表70　在宅医療の年次推移

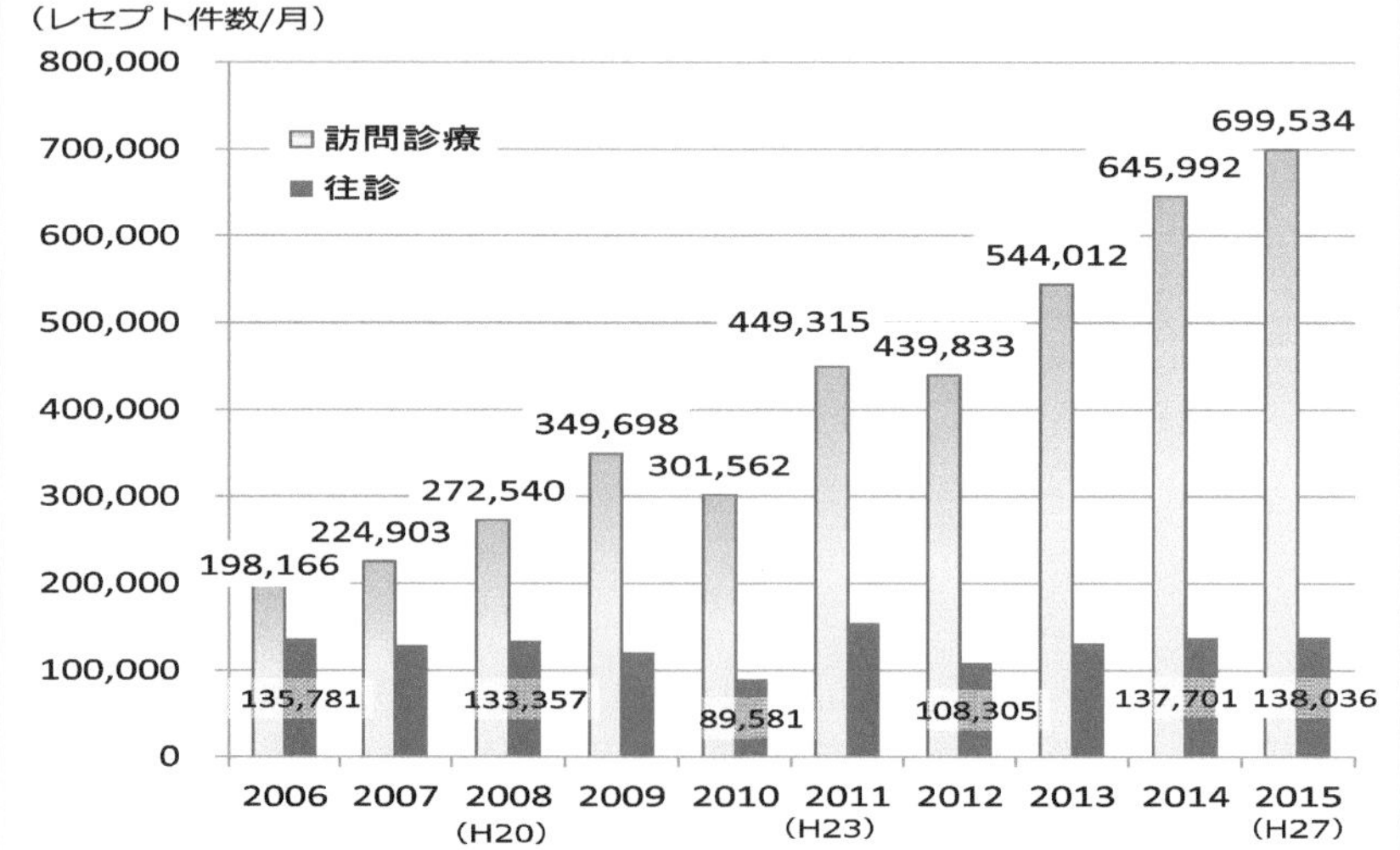

出典：社会医療診療行為別統計（厚生労働省）

## 図表71　介護サービスの年代別受給割合　P108A

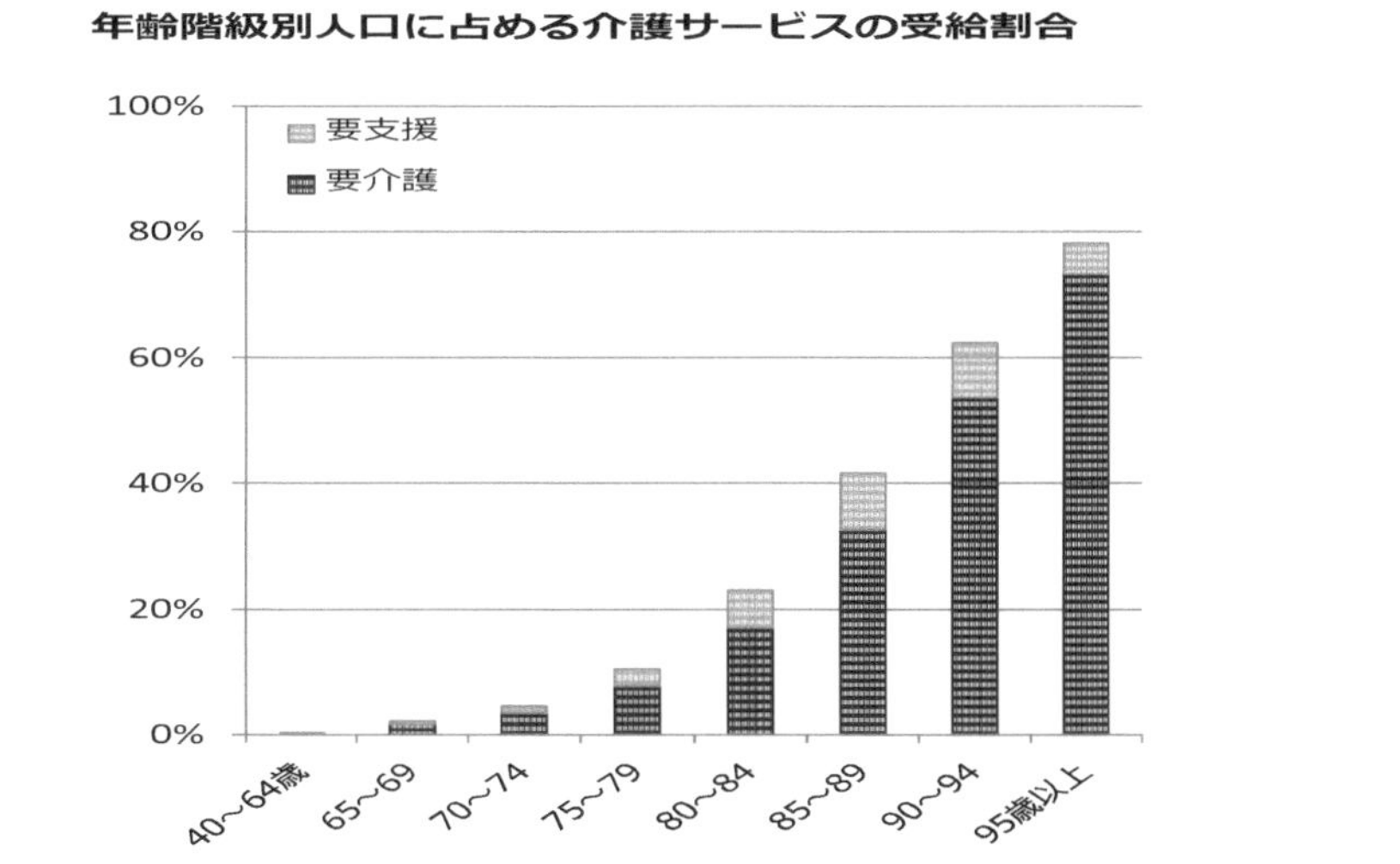


出典：日本の統計2014、平成24年度介護給付費実態調査、平成25年国民生活基礎調査

## 図表72　自宅療養を可能にする条件　P108B

○ 退院の許可が出た場合の入院患者の自宅療養の見通しについて、「自宅で療養できない」と回答した入院患者は24%。
○ 自宅療養を可能にする条件について、「介護サービス」「家族の協力」を挙げた患者が多い。

■ 退院の許可が出た場合の入院患者の自宅療養の見通し（入院患者に対する質問、n=53,298）

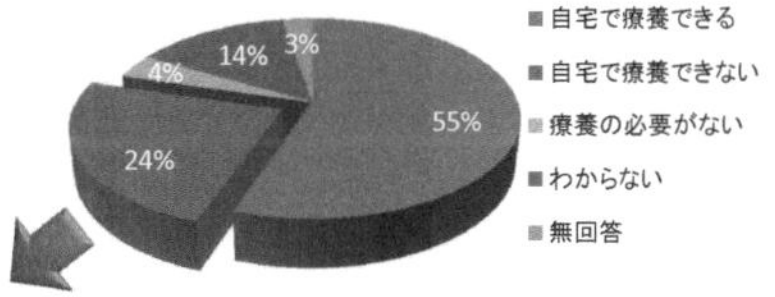


■ 「自宅で療養できない」と回答した者について自宅療養を可能にする条件（複数回答）

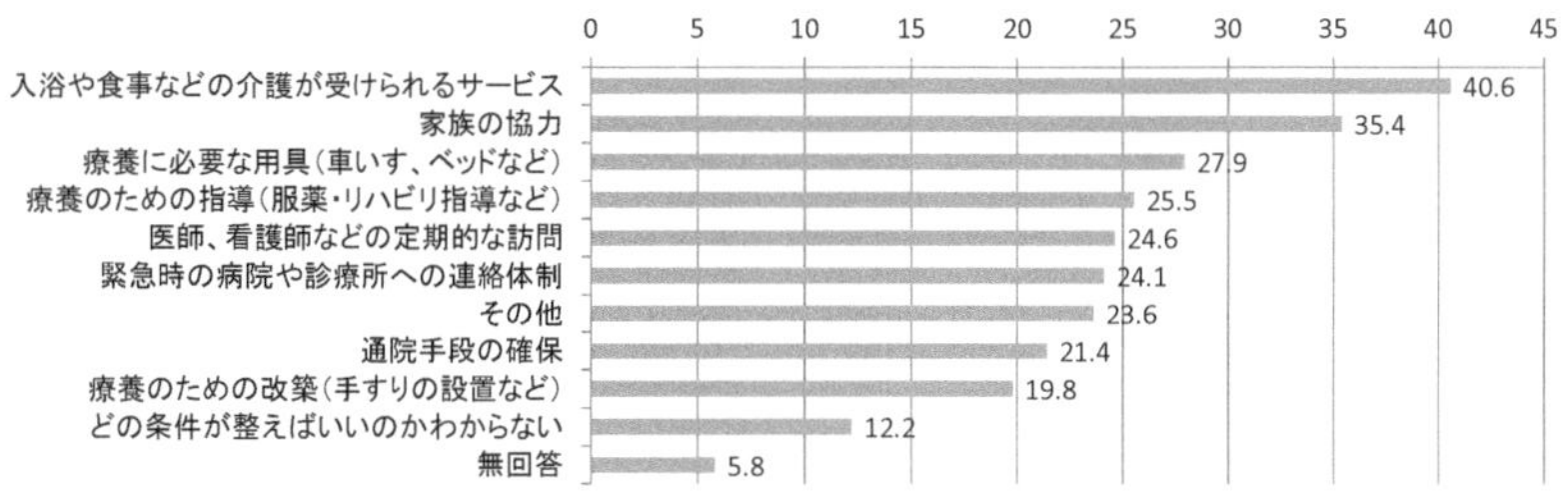


平成26年受療行動調査

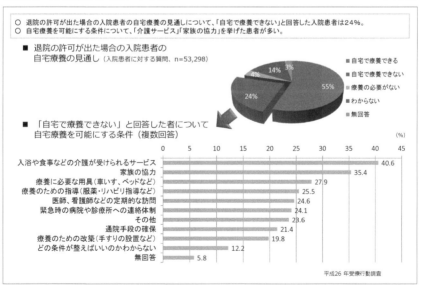

いと思います。医療側では地域包括ケア病棟を有する病院と在宅療養支援診療所が中心になります。介護側では地域包括支援センターが中心になります。現実的にすでに始められている地域も少なくありませんが、医療と介護の橋渡し役としてケアマネジャーが最適だと考えます。さらにいえば、現在のケアマネジャー資格に医療も加えて、居宅介護医療支援専門員として活動範囲を拡大することも必要だと考えます。

さらなる高齢者人口の増加に伴って、通院が困難な患者の増加が予想されます。外来診療報酬の中でも記述しましたが、在宅専門の診療所が中心となりケアマネジャーとともに地域包括ケア病院、訪問看護事業所等と連携をさらに緊密にしていく必要があると思います。

## 5 新たな医薬分業の姿を求めて

ドイツは、有史以来完全な医薬分業を実施していることで有名です。医師には調剤権がなく薬剤師のみにあります。また、医師は薬局を経営できず、外来患者はすべて院外処方箋によっています。

日本では、1874年（明治7年）に制定された医制には「医師タル者ハ自ラ薬ヲヒサクコトヲ禁ス。医師ハ処方書ヲ病家ニ附与シ相当ノ診察料ヲ受クベシ」とあります。その後、多くの議論を経て、前述したように処方箋料を高くすること等の経済誘導による政策をとってきています。現在では図表73の通り平成27年度では約70%の処方箋受取率となっています。

しかし、この医薬分業に対しては様々な批判が寄せられてきました。特に、院外処方の調剤関連技術料や患者

[20] 「ヒサク」売ること、商いをすること

負担は、院内処方に比べて高いことが問題視されました。２０１５年（平成27年）１月28日に開催された第41回規制改革会議では「院内処方として医薬品を医療機関で受け取るよりも、院外処方として薬局で受け取る方が、患者の負担額は大きくなるが、負担の増加に見合うサービスの向上や分業の効果などが実感できない」と指摘しています。この院内処方と院外処方の診療報酬上での差は図表74の通りです。

　このように院内外処方の差が大きいため患者負担にも差が生じます。院外処方を経済的に誘導するための政策でしたが、近年、上記会議以外にも批判の声が上がってきています。

　一方、政府は、２０１６（平成28年）年３月31日に通知を改正して、医療機関と薬局の間に公道を挟まなくとも良いことにしました。これまでは、公道を挟まなければいけない行政指導がされていたために、患者にとっては不便性が生じていました。雨の日でも処方箋片手に信号を待ち、薬局を訪れる姿がありましたが、これからは、そのようなことはなくなります。公道を挟まないということは医療機関の

**図表73　処方箋受取率の年次推移**

○ 平成29年度の処方箋発行枚数は約８億枚で、処方箋受取率は約７割。

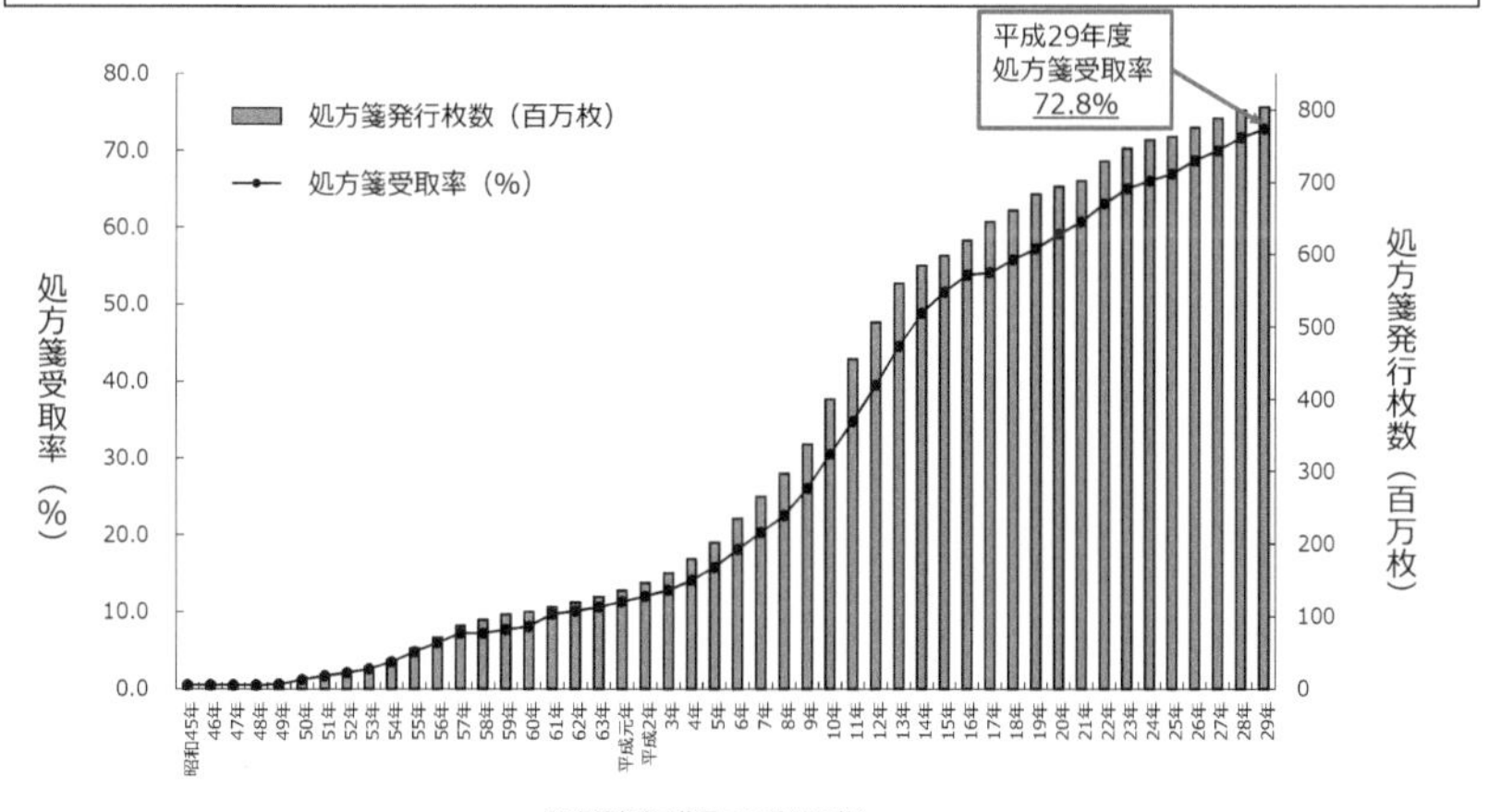


$$※処方箋受取率（\%） = \frac{処方箋枚数（薬局での受付回数）}{医科診療（入院外）日数 \times 医科投薬率 + 歯科診療日数 \times 歯科投薬率} \times 100$$

（公社）日本薬剤師会「保険調剤の動向」から厚生労働省保険局医療課が作成

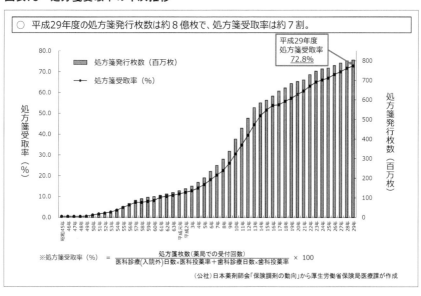

敷地内でもよいことになり、現在その動きが加速しています。さらには医療機関の建物内でもよいことになり、病院の薬局との関係も微妙な間柄になっていくと思います。

さらにはオンライン診療が解禁されたことと合わせ、インターネットでも医薬品の受け取りが可能になると思います。そうなると、近い将来、患者は医師の診察後病院の会計で支払いを済ませ帰宅できます。医師が処方した医薬品は自宅に郵送されることになります。薬剤師はインターネット上で医薬品の説明を患者に行い、また、患者宅へ訪問薬剤指導という形で訪れることが求められてくる時代になりつつあります。

**図表74　具体的なケースにおける院内処方と院外処方の診療報酬上の評価（例）**

| 前提条件 | 院内処方（診療所等） | 院外処方(診療所等＋薬局) | 差額 |
|---|---|---|---|
| [例]<br>・高血圧、糖尿病、不眠、胃炎<br>（内服薬28日分） | 処方料　420円<br>長期投薬加算　650円<br>調剤技術基本料　80円<br>調剤料　90円<br>その他加算　20円<br>薬剤情報提供料等　130円 | 処方せん料　680円<br>長期投薬加算等　670円<br>調剤基本料（狭義）　410円<br>後発医薬品調剤体制加算　180円<br>調剤料　2, 400円<br>一包化加算　1,280円<br>向精神薬等加算　80円<br>薬剤服用歴管理指導料　380円 | |
| 合計 | 1,390円 | 6,080円 | 4,690円 |
| 自己負担（3割） | 420円 | 1,820円 | 1,400円 |

＊上記診療報酬は、投薬に関する費用のみで、医療機関で算定する基本診療料や医学管理料は含まない。

平成29年10月25日財政制度分科会資料より

# おわりに

あれから年月を経て日本の医療は変わったのか？また、どう変わったのか？それらの変化と診療報酬との関連はどうだったのか？本書は、これらのことの解答を得ようとした試みでもあります。冒頭で述べましたが我が国の診療報酬体系ほど精緻なものは世界中に存在しないと思います。また、これらを審査するシステム（社会保険診療報酬支払基金や国民健康保険団体連合会）の緻密さにおいても世界一だと思います。精緻な診療報酬と緻密な審査は表裏一体を成すもので、審査委員会が存在しなければ公的保険における出来高支払いは成り立ちません。一方、陽子線治療や重粒子線治療、低侵襲手術支援ロボット「ダヴィンチ」による手術、オプジーボやキムリアなどの高額医薬品など、これらがすべて公的保険の対象で、今後、iPS細胞を用いた再生医療や免疫療法など最新技術の保険導入も図られつつあります。こうした最先端医療を公的保険で享受できる国は、先進諸国でも、また、アジア諸国の中でも日本しかないと思います。

本書を構想してから10年が経ちました。もっと早く刊行できると考えていましたが、次から次に制度の改革や改定が実施されたために今日になりました。この間、様々なご意見を頂いた厚生労働省医系技官や医療関係者の皆様、さらには辛抱強く編集の労をとって頂いた社会保険研究所の水野竜臣さん、樋口將之さん、皆様には心から感謝しています。本書が、これから診療報酬制度の仕事に携わろうとしている方々に少しでもお役に立てれば幸いです。

令和元年12月1日　西山　正徳

# 参考文献


T．S．ボーデンハイマー、K．グラムバッハ（西山正徳、亀田俊忠、小林明子、ひかりフォーラム訳）：
「変わりゆくアメリカの医療」社会保険研究所、2009

有岡二郎：「戦後医療の五十年　医療保険制度の舞台裏」日本医事新報社、1997

池上直己：「日本の医療と介護」（歴史と構造、そして改革の方向性）日本経済新聞出版社　2017.4

池田俊也：「米国の医療保険制度：ＤＲＧ／ＰＰＳとマネジメントケアを中心に」（Jpn J Neurosurgery　Vol.12　No.2　2003.2）

伊藤公一：表参道日記（その三）幻冬舎　2019.9

伊藤雅治：「老人医療の現場を変えるー入院医療管理料の実験」社会保険旬報　No.1684　1990.4.1

猪口雄二：「入院医療の評価体系見直しのインパクトー点数に縛られず病院の運営を考える」社会保険旬報　No.2716　2018.7.1

岩井宏方：「医を考え　医を論ず」医学書院、2004

宇都宮啓：「財源厳しい中での第2歩目の改定　新たな点数も要件は厳しく」社会保険旬報　No.2564　2014.4.11

江澤和彦：「医療が生活を支えるモデルとして　介護医療院の理念を示したい」社会保険旬報　No.2709　2018.4.21

江澤和彦：「介護医療院の創設と将来展望」社会保険旬報　No.2738　2019.2.11

江浪武志：「特定機能病院の入院医療の包括評価制度について」社会保険旬報　No.2171　2003.5.11

遠藤久夫、池上直己：「医療保険・診療報酬制度」勁草書房、2005

尾嵜新平：「医療機関の努力に報いる診療報酬体系をめざす」社会保険旬報　No.2058　2000.4.21
川渕孝一：「日本版DRG／PPSの試行の意義と今後の課題」社会保険旬報　No.2003　1998.11.21
小沼　敦：「療養病床の再編」調査と情報　第590号　2007.6.7
古元重和、櫻本恭司、長谷川正宇：「日本における費用対効果評価の取り組み」社会保険旬報　No.2752　2019.7.1
迫井正深：「『急性期入院医療の定額払い方式』の試行について」社会保険旬報　No.2003　1998.11.21
迫井正深：「医療界が軌を一にして取り組むため診療報酬体系の原理・原則を重視」社会保険旬報　No.2710　2018.5.1
篠崎英夫：「精神保健学／序説」へるす出版、2017
島崎謙治：「日本の医療　制度と政策」東京大学出版会、2011
下村　健：「改定幅ゼロであっても改定する道を選ぶ」社会保険旬報　No.2195　2004.1.11
城　克文：「医療保険制度改革等の行方」Medical　Platform　Asia　アジア医療勉強会講演　2019.4.26
鈴木健彦：「2025年を見据えた同時改定　創設された介護医療院の活用を」社会保険旬報　No.2710　2018.5.1
鈴木康裕：「2025年の一体改革の着地点へ　各医療機関が将来の方向を考える」社会保険旬報　No.2493　2012.4.21
鈴木康裕：「医療の構造改革、変わるのは今だ」社会保険旬報　No.2737　2019.2.1
精神保健福祉研究会監修：「我が国の精神保健福祉」2018
高木安雄：「わが国の診療報酬政策の展開と今日的課題ー技術評価と医療費配分のジレンマ」医療保険・診療報酬制度　勁草書房、2005
高木安雄：「老人病院のサービスと経済の30年ー1990年の定額包括払い制の導入とその効果（I）」社会保険旬報　No.2728　2018.11.1
高木安雄：「老人定額包括払い制導入の背景とその推進力を考える（上）」社会保険旬報　No.2739　2019.2.21
武田俊彦：「我が国の医療政策の諸課題」Medical　Platform　Asia　アジア医療勉強会講演　2019.3.19

武久洋三：「慢性期医療をチェンジしよう」日本慢性期医療協会誌　116.Vol.26　2018.4
武久洋三：「どうするどうなる介護医療院」日本医学出版、2019
田中滋、二木立：「医療制度改革の国際比較」勁草書房、2007
田中滋、二木立：「医療制度改革の国際比較」勁草書房、2011
谷　修一：「老人診療報酬設定の考え方」社会保険旬報　No.1419　1983.1.21
二木立、上田敏：「脳卒中の早期リハビリテーション」医学書院、1987
二木　立：「90年代の医療と診療報酬」勁草書房、1992
二木　立：「医療経済・政策学の視点と研究方法」勁草書房、2006
二木　立：「地域包括ケアと地域医療連携」勁草書房、2015
西山正徳：「制度創設の経緯とならい」モダンフィジシャン　Vol.20　No.5　2000
西山正徳：「高齢者医療の施策について」診断と治療　Vol.89　No.8　2001
西山正徳：「医療保険制度改革について」第54回日本東洋医学会学術総会　日東医誌　Vol.54　No.6　2003
西山正徳：「04診療報酬改定の展望：基本方針をふまえた診療報酬改革の第一歩」社会保険旬報　No.2195　2004.1.11
原　徳壽：「病院勤務医の負担軽減を目指し急性期医療の機能を評価」社会保険旬報　No.2350　2008.5.1
古市圭治：「医療法改正の実施と今後の課題」社会保険旬報　No.1769　1992.7.21
松田晋哉：「ＤＰＣとは何か」社会保険旬報　No.2189　2003.11.11
松田晋哉：「基礎から読み解くＤＰＣ（第3版）」医学書院、2011
松田晋哉、伏見清秀：「診療情報による医療評価－ＤＰＣデータから見る医療の質」東京大学出版会、2012
眞鍋　馨：「介護報酬の構造とそのポイント」モダンフィジシャン　Vol.20　No.5　2000
三浦公嗣：「介護報酬について」治療　Vol.82　No.3　2000

武藤正樹：「医療と介護のクロスロード to 2025」医学通信社、2018
和田　勝：「介護保険制度の政策過程」東洋経済新報社、2007.9.6
中医協資料：「ＤＰＣ制度（ＤＰＣ／ＰＤＰＳ）の概要と基本的考え方」2011.1.21

【著者略歴】

1950年　東京都生まれ
慶應義塾大学医学部卒
厚生労働省保険局医療課企画官
厚生労働省老健局老人保健課長
厚生労働省保険局医療課長
防衛庁防衛参事官
厚生労働省技術統括審議官
厚生労働省健康局長を歴任

ＤＰＣの企画導入
中医協調査専門組織の創設
防衛医学の振興
新型インフルエンザ法案の設立
日中韓医療協力事業の立ち上げ等に尽力

現在、社会福祉法人翠生会本部長、メディカル・プラットフォーム・エイシア代表理事、㈱国際医療戦略研究所代表取締役　等

現代診療報酬の史的考察

2019年12月１日　初版発行

著　　者　西山正徳

発 行 者　鈴木俊一

発 行 所　社会保険研究所
〒101-8522 東京都千代田区内神田2-15-9
The Kanda 282
TEL 03(3252)7901(代)
http://www.shaho.co.jp/shaho/

印刷・製本　凸版印刷

ISBN978-4-7894-0675-8　　落丁・乱丁本はおとりかえいたします。
160750